斑秃
诊断与治疗

总策划　王韬 教授

中国科普作家协会　医学科普创作专委会主任委员

主编——李　斌　周　静　陆家晴

上海科学技术文献出版社
Shanghai Scientific and Technological Literature Press

图书在版编目（CIP）数据

斑秃诊断与治疗 / 李斌，周静，陆家睛主编 . —上海：上海科学技术文献出版社，2023

（健康中国·家有名医丛书）

ISBN 978-7-5439-8682-4

Ⅰ.①斑… Ⅱ.①李…②周…③陆… Ⅲ.①秃病—诊疗—普及读物 Ⅳ.① R758.71-49

中国版本图书馆 CIP 数据核字 (2022) 第 193794 号

选题策划：张　树
责任编辑：姜　曼
助理编辑：仲书怡
封面设计：留白文化

斑秃诊断与治疗
BANTU ZHENDUAN YU ZHILIAO
主编 李　斌　周　静　陆家睛
出版发行：上海科学技术文献出版社
地　　址：上海市长乐路 746 号
邮政编码：200040
经　　销：全国新华书店
印　　刷：商务印书馆上海印刷有限公司
开　　本：650mm×900mm　1/16
印　　张：9.75
字　　数：101 000
版　　次：2023 年 1 月第 1 版　2023 年 1 月第 1 次印刷
书　　号：ISBN 978-7-5439-8682-4
定　　价：38.00 元
http://www.sstlp.com

"健康中国·家有名医"丛书总策划简介

王　韬

上海市同济医院急诊医学部主任兼创伤中心主任，上海领军人才，全国创新争先奖状、国家科技进步奖二等奖获得者，国家健康科普专家库首批成员，中国科协辟谣平台专家，国家电影局科幻电影科学顾问，中国科普期刊分级目录专家委员会成员，中国科普作家协会医学科普创作专委会主任委员，中华医学会《健康世界》杂志执行副总编。

斑秃诊断与治疗
作者简介

李　斌

　　主任医师，博士生导师，二级教授，享受国务院特殊津贴，上海市皮肤病医院院长，上海市中医药研究院皮肤病研究所所长，上海市名中医，第七批全国老中医药专家学术经验继承工作指导老师；"十三五"全国高等医药院校规划教材《中西医结合皮肤性病学》第一主编、"十四五"普通高等教育研究生规划教材《中医皮肤病学》主编；主攻皮肤病中医临床与基础研究、创新中医药产品研发与转化，以第一负责人身份主持科技部重点研发计划1项、国家自然科学基金项目6项。发表SCI收录论文69篇（累计IF=297），授权国家发明专利16项，参编著作29部。

周　静

　　复旦大学医学院皮肤性病学博士，上海市皮肤病医院皮肤内科主任医师，上海中医药大学研究生导师。从事临床皮肤科工作17年，主要研究领域为斑秃、雄激素性脱发等各型脱发的中西医结合诊疗、银屑病的临床与基础研究。主持国家自然科学基金青年科学基金项目、上海市科委自然科学基金面上项目等多项课题；获得银屑病治疗方面发明专利和斑秃实用新型专利各1项。

陆家晴

同济大学医学院博士，上海市皮肤病医院皮肤内科副主任医师。从事临床皮肤病工作 10 余年，具备扎实的理论基础和临床科研能力，已发表专业论文 20 余篇，其中 SCI 源期刊论文 17 篇，主持国家自然科学基金青年科学基金项目 1 项、上海市皮肤病医院临床培育项目 1 项及学科骨干项目 1 项；获得发明专利和实用新型专利各 1 项。

"健康中国·家有名医"丛书编委会

丛书总策划：

王　韬　　上海市同济医院急诊医学部兼创伤中心主任、
　　　　　主任医师、教授

丛书副总策划：

方秉华　　上海市公共卫生临床中心党委书记、主任医师、教授

唐　芹　　中华医学会科普专家委员会副秘书长、研究员

丛书编委：

马　骏　　上海市同仁医院院长、主任医师

卢　炜　　浙江传媒学院电视艺术学院常务副院长、党委副书记

冯　辉　　上海中医药大学附属光华医院副院长、主任医师

许方蕾　　上海市同济医院护理部主任、主任护师

李本乾　　上海交通大学媒体与传播学院院长、教育部"长江学者"
　　　　　特聘教授

李江英　　上海市红十字会副会长

李春波　　上海交通大学医学院附属精神卫生中心副院长
　　　　　上海交通大学心理与行为科学研究院副院长、主任医师

吴晓东　　上海市医疗急救中心党委书记

汪　妍　　上海电力医院副院长、主任医师

汪　胜　　杭州师范大学护理学院党总支书记兼副院长、副教授

宋国明　　上海市第一人民医院党委副书记、纪委书记、副研究员

张春芳　　上海市浦东新区医疗急救中心副主任

张雯静　　上海市中医医院党委副书记、主任医师

苑　杰　　华北理工大学冀唐学院院长、主任医师、教授

罗　力　　复旦大学公共卫生学院党委书记、教授

周行涛　　复旦大学附属眼耳鼻喉科医院院长、主任医师、教授

唐　琼　　上海市计划生育协会专职副会长

陶敏芳　　上海市第八人民医院院长、主任医师、教授

桑　红　　长春市第六医院主任医师、教授

薄禄龙　　海军军医大学第一附属医院麻醉科副主任、副主任医师、副教授

总　序

　　近日，中共中央办公厅、国务院办公厅印发了《关于新时代进一步加强科学技术普及工作的意见》，从加强科普能力建设、促进科普与科技创新协同发展等七个方面着重强调了科普是国家和社会普及科学技术知识、弘扬科学精神、传播科学思想、倡导科学方法的活动，是实现创新发展的重要基础性工作。这是对新时代科普工作提出新的明确要求，是推动新时代科普创新发展的重大契机。为响应号召，推进完成在科普发展导向上强化战略使命、发挥科技创新对科普工作的引领作用、发挥科普对于科技成果转化的促进作用的三大重要科普任务；促进我国科普事业蓬勃发展，营造热爱科学、崇尚创新的社会氛围，构建人类命运共同体，上海科学技术文献出版社特此策划推出"健康中国·家有名医丛书"。

　　健康是人最宝贵的财富，然而疾病是其绕不开的话题。随着社会发展，在人们物质水平提高的同时，这让更多人认识到健康的重要性，激发了全社会健康意识的觉醒。对健康的追求也有着更高的目标，不再局限于简单的治已病，而是更注重"未病先防、既病防变、愈后防复"。多方面的因素使得全民健康成为"热门"话题。

　　现代社会快节奏和高强度的生活方式，使我们常常处于亚健康状态。美食诱惑、运动不足、嗜好烟酒，往往导致肥胖，诱发高血压、高血脂、高血糖、高尿酸乃至冠心病、脑卒中，甚至损伤肺功能，造成肾功能衰退，而久病卧床又会造成肺炎、压疮、下肢血管栓塞等衍生疾病……凡此种种，严重影响人们的健康生活。

　　"经济要发展，健康要上去"，是每个老百姓的追求。"健康中

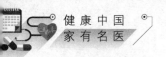

国"不是一个口号，也不是一串数字。人民健康是民族昌盛和国家富强的重要标志，健康是人们最具普遍意义的美好生活需要。该丛书遴选临床常见病、多发病，为广大读者提供一套随时可以查阅的医学科普读物。

这套丛书，为广大读者提供一份随时可以查阅的医学手册，帮助读者了解与疾病预防治疗相关的各类知识，探索疾病发生发展的脉络，为找寻最合适的治疗方法提供参考。为全社会健康保驾护航，让大众更加关注基础疾病的治疗，提高机体免疫力。在为患者答疑解惑的同时，也传递了重要的健康理念。

本丛书秉承上海科学技术文献出版社曾经出版的"挂号费"丛书理念，作为医学科普读物，为广大读者详细介绍了各类常见疾病发病情况，疾病的预防、治疗，生活中的饮食、调养，疾病之间的关系，治疗的误区，患者的日常注意事项等。其内容新颖、系统、实用，适合患者、患者家属及广大群众阅读，对医生临床实践也具有一定的参考价值。本丛书版式活泼大气、文字舒展，采用一问一答的形式，逻辑严密、条理清晰、方便阅读，便于读者理解；行文深入浅出，对晦涩难懂的术语采用通俗表达，降低阅读门槛，方便读者获取有效信息，是可以反复阅读、随时查询的家庭读物，宛若一位指掌可取的"家庭医生"。

本丛书诚邀上海各三甲医院专科医生担任主编撰稿，每册书十万余字，一病一书，精选最为常见和患者最为关心的内容，删繁就简，避免连篇累牍又突出重点。本套"健康中国·家有名医"丛书在2020年出版了第一辑21册，现在第二辑27册也顺利与广大读者见面了。

这是一份送给社会和大众的健康礼物，看到丛书出版，我甚是欣慰。衷心盼望丛书可以让大众更了解疾病、更重视健康、更懂得未病先防，为健康中国事业添砖加瓦。

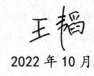

2022 年 10 月

目　录

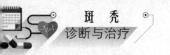

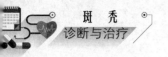

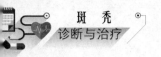

前　言

　　斑秃,俗称"鬼剃头",是一种原因尚未十分明确的、突然发生的脱发,可以仅仅发生于头皮,也可以累及眉毛、腋毛。皮肤科医生在门诊工作中几乎天天可见各种类型、各种程度的斑秃患者。究其原因,第一,斑秃发病率和患病率都非常高,据不完全统计,全球患病率为2%。在我国,成人、青少年和儿童患者都非常多。第二,斑秃不仅导致毛发脱落,它还能累及身体多个器官,形成很多常见的共患病,譬如白癜风、特应性皮炎等。第三,它还是导致抑郁症的一个重要因素。第四,斑秃一大特点是容易复发,很难根治。尽管有些轻度斑秃的患者存在自愈的倾向,但是绝大多数患者仍然需要早期、正规的治疗,才能有效缓解病情和避免复发。因此,广大患者、家属及医生都要重视斑秃。

　　目前研究表明,斑秃是一种自身免疫性疾病。正常情况下我们头皮上的毛囊和眼睛一样,被称为免疫赦免部位。然而,科学家研究发现斑秃患者自身反应性 T 细胞流入毛囊后会对这一免疫赦免机制造成破坏,从而导致主要组织相容性复合物(MHC)Ⅰ类和Ⅱ类抗原和炎症增加,进而破坏毛囊,导致疾病的发生。斑秃的发病涉及多个自身免疫被激活的复杂过程。

　　目前皮肤科医生对于斑秃有各种治疗的方法,不同类型、不同程度的斑秃治疗手段也各不相同。从中医到西医、从外用药物到系统治疗,从滚针、七星针等传统物理治疗到微针、激光疗

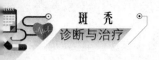
法,以及目前最新最前沿的生物制剂,都有一定的疗效和适宜人群。

　　本文编者们都是脱发专病门诊的专家、临床一线的皮肤科高年资医生、毛发健康领域的资深护师,对于脱发的诊治有很多自己的心得。本书全面地从斑秃产生的原因、发病机制、临床表现、治疗手段到预防策略,给读者深刻剖析斑秃这一疾病。希望本书不仅对于广大患者缓解斑秃病情有所帮助,更能给大家提供养发护发的知识和头皮健康的理念,预防脱发的发生,使大家拥有一头健康靓丽的秀发。

（作者：周　静）

斑秃的发病原因

斑秃的概念是什么 ⊃

斑秃(alopecia areata，AA)俗称"鬼剃头"，为一种突然发生的局限性斑片状脱发，脱发区边界清楚、无瘢痕、无炎症反应。目前多认为与情绪应激、内分泌、遗传和自身免疫等有关。

斑秃产生的原因是什么 ⊃

斑秃为皮肤科常见的疾病，其发病机制尚未完全清楚，近来研究发现本病是以毛囊为靶器官、T淋巴细胞介导的器官特异性自身免疫性疾病。通俗些讲，就是在某些诱发因素的作用下，身体的免疫系统出现了问题，以脱发表现出来而已。机理虽然晦涩难懂，但是理解发病机制有助于我们进行斑秃的临床治疗和预防。毛囊是个特殊的器官，毛囊的主要组织相容性复合物(MHC)Ⅰ类和Ⅱ类抗原的表达程度很低，被认为是免疫豁免器官之一。在某些非特异性刺激因素的刺激下，如感染和局部创伤，这些因素可引起体内一些前炎症细胞因子(如干扰素 IFN-γ 和肿瘤坏死因子 TNF-α 等)的释放，并暴露原本屏蔽的毛囊自身抗原。斑秃进展期毛球部朗格汉斯细胞数量增加及淋巴细胞浸润，CD8[+] T 细胞识别这些自身抗原，导致自身免疫的发生，破坏毛囊上皮细胞，形成斑秃。遗传因素在本病发病中具有重要作用，约 1/3 的斑秃患者有阳性家族史，同卵双生子共同患病率约55％。已发现多个基因位点与斑秃有关，包括 HLA、ULBP1、CTLA4 及 IL-2/IL-21 等。部分斑秃患者可并发自身免疫性疾病，如自身免疫性甲状腺疾病及红斑狼疮等。斑秃还可并发特应性皮炎和过敏性鼻炎等过敏（炎症）性疾病，有学者认为特应性体质（譬如有特应性皮炎、哮喘、过敏性鼻炎病史）可能与斑秃的发生和预后相关。此外，斑秃发病也可能与精神应激有关，因为很多患者反应工作压力大、失眠焦虑，或者家中突然有重大事情后一夜之间头皮出现了斑秃。

毛囊免疫赦免在斑秃的致病中如何发挥作用

毛囊与眼、脑、卵巢、睾丸一样属于免疫赦免器官，生长期毛囊上皮的特定区域（毛囊隆突和毛球部）不表达或低表达 MHC-Ⅰ类和 MHC-Ⅱ类分子，同时表达多种免疫抑制因子和神经肽，抑制免疫细胞的浸润，从而保护正常毛囊免受自身免疫的损害。早期以免疫组化方法用抗 HLAL-ABC、HLAL-DR 和 T6 抗体检测斑秃毛囊抗原，发现斑秃毛母质表皮部分 MHC-Ⅰ抗原非正常表达，MHC-Ⅱ抗原亦少量表达，T6（亦称 CD1 分子，主要表达于 T 细胞，Langerhans 细胞表面）抗原表达。大量的实验证明斑秃发病的关键是毛囊免疫豁免功能的破坏,生长期毛球中主要组织相容性复合体(MHC)Ⅰ类表达下调被认为可将自身抗原从 CD8+ T 细胞中分离出来。局部免疫抑制剂分子的产生,如转化生长因子(TGF)-β₁、白细胞介素(IL)-10 和 α-黑色素细胞刺激激素(MSH)也被认为有助于这种免疫赦免。保斯设想毛囊这一免疫赦免部位受到微创伤、神经源性感染,微生物抗原通过前炎性因子导致生长期毛球近端的 MHC-Ⅰ 沉默表达破坏,使自身抗原——黑素细胞相关蛋白(MRP)(MRP 仅在生长期生成)等暴露引发自身免疫反应。有两个连续的反应步骤:①CD8+ T 细胞识别毛基质的黑素细胞和(或)角质形成细胞 MHC-Ⅰ 分子递呈的 MRP;②被 CD8+ 毒性 T 细胞破坏的黑素细胞和角质形成细胞的自身抗原由抗原递呈细胞 MHC-Ⅱ 分子递呈给 CD4+ T 细胞,引发一系列反应破坏毛囊和毛囊外组织。斑秃患者的免疫遗传背景决定了发病与否,当几种因素巧合相撞才能诱发斑秃。抑制 MHC-Ⅰ 的表达和毛球部 MRP 的合成,促使 CD8+ T 细胞沉默 MRP 的激发反应可能是治疗斑秃的前景方法。

黑素细胞在斑秃致病中的作用是什么

抗原表位可分成两种,即优势表位(dominant epitope)和隐蔽表位(cryptic epitope)。前者指在初始接触时刺激免疫应答的表位,后者则为后续免疫应答中刺激免疫应答的表位。机体免疫系统在对病原体进行持续性免疫应答过程中,不断增加识别

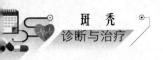
抗原表位的数量,对隐蔽表位相继发生免疫应答,这种现象被称为表位扩展。针对隐蔽表位的细胞克隆可能逃逸胸腺的阴性选择,存在于正常 T 细胞库中。在自身免疫性疾病发生过程中,机体的免疫系统不断扩大所识别的自身抗原表位,导致阴性选择的 T 细胞识别隐蔽表位,使自身抗原不断受到新的免疫攻击,致疾病迁延不愈并不断加重。间接免疫荧光法发现斑秃自身抗原主要位于外毛根鞘,很少表达于内毛根鞘、毛髓质和毛干,而且同一毛囊部位有多种斑秃自身抗原表达,认为斑秃自身抗原是由多基因编码,位于生长期毛囊的多个部位。黑素细胞瘤相关抗原研究中发现了黑素细胞相关 T 细胞表位肽,集中于 HLA-A2 递呈的内皮肽,包括黑素小体相关的蛋白如 gp100,MAR-1/Melan-A、黑素皮质素受体 1(MC1R)、酪氨酸酶(tyrosinase),进一步自身抗原筛选发现最恒定的自身抗原肽是 gp100 衍生的 G9-209 和 G9-280 及 MART-1,这些自身抗原既存在于正常黑素细胞,也存在于黑色素瘤中。黑素细胞相关抗原表位的不断扩展,导致斑秃发生并不断加重。有研究体外用 CD8[+] T 细胞介导细胞免疫反应攻击毛囊黑素细胞发生斑秃,进一步证实其是一种抗黑素细胞的细胞免疫性疾病。

自身抗体在斑秃致病中是否发挥作用

目前已有许多基础科研结果来支持自身抗体在斑秃发病中的作用。有学者认为许多拥有自身免疫病的患者血清中存在循环自身抗体(斑秃 b),正常个体也可产生大量自身抗体(斑秃 bs),探讨生理性与病理性斑秃 b 的不同对临床有指导意义。托宾用间接免疫荧光法检测了斑秃模型 C3H/HeJ 鼠循环抗体的表达并用免疫印迹方法以该抗体检测 C3H/HeJ 鼠和人的生长期毛囊,又用具有斑秃皮损的马和狗的循环抗体转移到 C57BIMIO 黑鼠的生长期毛囊,发现这些抗体可以破坏生长期毛囊,推测斑秃的自身抗体具有致病性,明确提出了 C3H/HeJ 鼠斑秃模型与人类斑秃组织学免疫学相似,C3H/HeJ 鼠是研究人类斑秃的适宜模型。尽管抗体在体外有毛囊破坏性,但抗体可能仅作为 $CD4^+$ T 细胞识别抗原的标示,没有直接的毛囊破坏作用,不是主要的致病因素,可能是斑秃自身抗原被 $CD8^+$ T 细胞识别破坏后产物的抗体,在初次免疫反应激发后的再次免疫反应中起一定作用。

哪些炎症细胞参与斑秃的致病过程

斑秃是由能够识别毛囊抗原的 T 淋巴细胞介导发生的,T淋巴细胞的转移能诱导斑秃的出现。有研究将斑秃患者的患处头皮移植到患有重症联合免疫缺陷病(SCID)的小鼠身上,发现在移植前,$CD4^+$ 和 $CD8^+$ T 淋巴细胞已渗入毛囊周围的区域,在移植后,已渗入的 $CD4^+$ 和 $CD8^+$ T 淋巴细胞数目都减少,$CD8^+$T 淋巴细胞几乎全部消失,毛发生长;分离出患处头皮活检组织的 T 淋巴细胞进行培养,再注入已长出毛发的 SCID 鼠身上的同源头皮移植物中,发现长出的头发又脱落了,结果显示,毛发的

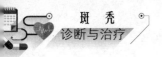
脱落需要 CD8$^+$ 和 CD4$^+$T 淋巴细胞的合作,CD8$^+$T 淋巴细胞在斑秃的形成机制中起关键性作用。黄卫宁等在 T 淋巴细胞亚群与斑秃发病关系的研究中,发现重型斑秃、轻型斑秃的 CD4$^+$ 和 CD8$^+$T 淋巴细胞表达分别高于正常对照组。提示在斑秃的发病机制中 CD8$^+$ 和 CD4$^+$T 淋巴细胞的协同作用导致毛囊受损。CD4$^+$T 淋巴细胞主要是激活巨噬细胞,同时产生 INF 和 TNF,引起局部炎性反应;CD8$^+$T 淋巴细胞经活化后有分泌细胞毒素、诱导细胞凋亡以及杀死带抗原的靶细胞的作用。CD8$^+$T 淋巴细胞可通过作用于主要组织相容性复合抗原Ⅰ类分子(MHC-Ⅰ)限制的自身抗原并裂解其靶细胞,从而在斑秃的形成中起到非常关键的作用。许多研究表明,CD4$^+$、CD8$^+$T 淋巴细胞参与了斑秃的发病,与毛囊周围 CD4$^+$T 淋巴细胞浸润和毛囊内 CD8$^+$T 淋巴细胞浸润密切相关。陈丽芳等应用免疫组织化学技术检测斑秃患者皮损处 T 淋巴细胞表型,结果发现活动期和稳定期斑秃患者皮损处毛囊周围和血管周围 CD4$^+$T 淋巴细胞浸润数量均明显多于 CD8$^+$T 淋巴细胞。

参与斑秃发病的炎症细胞是如何相互作用的

CD4$^+$CD25$^+$Tr 是具有抑制免疫细胞活化、增殖,促进细胞凋亡作用的免疫细胞,可以说 CD4$^+$CD25$^+$Tr 有阻止斑秃发生的作用。王琳等通过对斑秃患者外周血 T 淋巴细胞亚群及 CD4$^+$CD25$^+$Tr 的检测中,发现患者外周血中 CD4$^+$CD25$^+$Tr

明显低于健康对照组,CD8$^+$Tr比率明显高于健康对照组,可能是导致重度斑秃发病的主要免疫机制。在CD4$^+$T淋巴细胞的协助下,CD8$^+$T淋巴细胞在斑秃的发病过程中起效应细胞作用。CD8$^+$T淋巴细胞在斑秃形成中起关键作用,而CD4$^+$CD25$^+$Tr则可阻止斑秃的发生。

CD8$^+$NKG2D$^+$T细胞是引起斑秃的主要效应细胞,也是最先浸润毛囊周围的细胞,其浸润密度与疾病严重程度呈正相关。在急性活动期,斑秃的组织学特征是生长期毛囊周围的球周间隙有大量淋巴细胞(主要由CD8$^+$和CD4$^+$T细胞组成)浸润,引起毛基质细胞的紊乱和凋亡。炎性浸润导致毛干生长停滞,发干变细变软,临床上表现为"感叹号形发"。正常毛囊中MHC-Ⅰ、Ⅱ类分子低表达和MIF的高表达可阻止CD56$^+$/NKG2D$^+$NK细胞的浸润,但在斑秃患者中编码NKG2D的基因表达上调,同时相关配体NKD2DL3在脱发患者的毛囊细胞中过度表达,引起大量CD8$^+$NKG2D$^+$T细胞的浸润。

斑秃活动期患者的外周血单个核细胞对凋亡有抵抗作用。CD44v7$^+$和CD95L$^+$与抗凋亡基因表达相关,单核细胞通过上调CD44v7$^+$和下调CD95L$^+$,抑制凋亡。进展期斑秃患者外周血单个核细胞出现CD4$^+$CD25$^+$CD154$^+$T细胞比例增加,这类细胞与正常志愿者以及处于稳定期或逆转期的斑秃患者外周血单个核细胞中的CD4$^+$CD25$^+$细胞相比抑制CD8$^+$T细胞活化的能力明显减弱。表达CD44v7$^+$的CD4$^+$CD25$^+$CD154$^+$阳性的外周血单个核细胞对凋亡有明显的抵抗作用,在斑秃患者较为活跃。

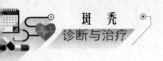

IL-1 在斑秃致病过程中起到什么作用

大量临床和实验室数据显示,细胞因子也是造成斑秃的关键因素之一。IL-1 是有效诱导脱发和抑制毛发生长的因子。在人类斑秃皮损中,早期可以检测到 IL-1β 过量表达,而对疾病易感性和严重性则取决于 IL-1 受体拮抗剂和 IL-1α 基因多态性。在疾病进展期,有基因多态性表现的患者,因 IL-1 受体拮抗剂的缺乏病情会更加严重,然而一些大面积脱发的患者却表现出 IL-1 受体拮抗剂 2 号等位基因增加。IL-2 是活化 T 细胞的淋巴因子,可以介导 CD4+、CD8+ T 淋巴细胞的激活,进而发挥细胞毒作用;IL-4 是最重要的 Th2 细胞因子之一,可诱导 Th1 细胞向 Th2 细胞的"平衡转移"。有研究发现局限型斑秃患者血清 IL-1α 和 IL-4 水平显著升高,而弥漫型斑秃患者血清 IFN-γ 和 IL-2 水平显著升高。推测 Th1 型细胞因子可能诱导斑秃病情发展,而 Th2 型细胞因子可能对毛囊细胞攻击产生更微妙的影响。

IFN-γ 在斑秃致病过程中起到什么作用

IFN-γ 是 CD4+ Th1 细胞介导产生,在斑秃中异常表达的最主要的细胞因子之一。IFN-γ 是由毛囊或毛囊周围的抗原提呈细胞产生的,能抑制真皮乳头细胞对生长期毛发的支持。目前已经证实,斑秃和全秃的患者其血清 IFN-γ 水平显著上升,而两者之间的差异无统计学意义。研究发现,全秃患者其抗原特异 T 细胞在产生 IFN-γ 方面存在缺陷,表明患者对此疾病有一定程度的耐受。血清 IFN-γ 水平上升反映斑秃炎症状态,特别是对于严重患者来说,检测 IFN-γ 水平能判断患者病情是否加重或将其作为预后的指标。IFN-γ 诱导的单核因子在斑秃中增多,其水平与疾病活动相关,在进展期皮损中增加,消退期则相反。因此,可以作为一个显示疾病状态和反应疗效的指标。IFN-γ 诱导的单核因子 RNA 在毛球周围和内部浸润,以及毛乳头浸润的单核细胞中多见。干扰素诱导蛋白 10 也是由 IFN-γ 诱导产生的另一个募集单核细胞的细胞因子。尽管干扰素诱导蛋白 10 表达量比 IFN-γ 诱导的单核因子少,但在维持 Th1 持续反应中起重要作用,持续募集淋巴细胞。此外,IFN-γ 还可以通过上调 MHC-Ⅰ类抗原,刺激生长期毛囊中的 NK 细胞受体(NKG2D)导致毛囊免疫豁免功能的破坏。IFN-γ 也可诱导自噬,并且与自噬相关的基因可能在斑秃中异常表达。IFN-γ 诱导的 JAK/STAT 信号可干扰毛发生长周期,并减少血管生成,促进斑秃发生,但在正常生长期毛囊中该信号通路受抑制。

TNF-α 在斑秃致病过程中起到什么作用

TNF-α 是角质形成细胞合成的众多细胞因子之一,能有效地抑制增殖反应。体外实验表明,TNF-α 联合 IL-1α 和 IL-1β

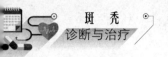

能导致毛囊毛球基质空泡形成,降解基质,同时使裂解黑素细胞、皮质和内毛根鞘细胞异常分化和角化异常。在反复精神压力刺激下,TNF-α同血清促肾上腺皮质激素水平和表皮促肾上腺皮质激素受体同步上升,也表明压力诱发斑秃的潜在机制。TNF-α是一种促炎因子,参与感染和炎症性疾病,也参与细胞增殖与分化。与健康对照组相比,斑秃患者的血清TNF-α水平升高,过高的TNF-α会促使毛囊细胞的过早凋亡,导致毛发的正常生长周期紊乱引起斑秃,可能在斑秃的发病中发挥重要作用。

巨噬细胞移动抑制因子在斑秃致病过程中起到什么作用

巨噬细胞移动抑制因子是由淋巴细胞和外周血单核细胞产生,在斑秃中起关键作用。在斑秃患者中,巨噬细胞移动抑制因子水平显著上升。此分子刺激巨噬细胞产生IL-1和肿瘤坏死因子-α,同时IL-1和肿瘤坏死因子-α反过来刺激巨噬细胞移动抑制因子产生。此循环抑制毛发增生。年龄小于20岁的患者若有多形性巨噬细胞移动抑制因子-173C的等位基因则病情易加重,目前抗巨噬细胞移动抑制因子抗体已经在肝炎应用成功。控制巨噬细胞移动抑制因子形成也必将成为有效治疗斑秃手段之一。

血管内皮细胞生长因子在斑秃致病过程中起到什么作用

血管内皮细胞生长因子(VEGF)是一种特异性作用于血管内皮细胞的丝裂原,在体内能诱导血管通透性增加,诱导血管形成。研究发现,小鼠毛发生长初期毛囊周围血管明显增生,而中晚期毛细血管减少。其周期性改变与毛囊外毛根鞘 VEGFmRNA 表达程度相关。动物实验提示,VEGF 通过增加毛囊周围血管的形成而促进毛发生长。有学者研究了 VEGF 在斑秃皮损中的表达,VEGF 在表皮和毛囊中的表达,活动期均较静止期降低,二期中 VEGF 的表达也均明显低于健康对照组。VEGF 对缺氧比较敏感,缺血、缺氧可使其表达增加,在斑秃皮损区表达降低,认为斑秃中的表达降低可能是引起斑秃的起始因素,不是继发的结果。

(作者:郑建锋)

斑秃的诱发因素

遗传因素在斑秃中发挥什么作用

　　大量研究结果表明,遗传因素可能在斑秃的发病中起作用。有研究者通过调查 348 例斑秃患者一级亲属中斑秃发生率的相关信息,发现其父母中至少有 1 例亦患有斑秃的概率高于正常人,在其兄弟姐妹中有 3％患有斑秃。斑秃的发病频率、遗传模式与多基因遗传模型相关。位于 21 号染色体上的自身免疫调节基因(AIRE)突变,自身免疫性多腺综合征 1 型斑秃的发生频率更高。

　　斑秃患者在Ⅰ、Ⅱ、Ⅲ类 HLA 的某些等位基因上的表达频率明显上升,而且基因区的表达频率与脱发程度(斑秃、全秃、普秃)有相关性。HLA 基因相关遗传区位于人类第 6 号染色体短臂上。HLA-Ⅰ类基因区靠近染色体顶端,有关斑秃与 HLA-Ⅰ关联性的研究报道并不多,HLA-A1、HLA-B62(15)的等位基因在 88 例土耳其患者中表达呈明显上升趋势。HLA-Ⅱ类基因区靠近染色体着丝点,该区域基因在很大程度上控制了免疫应答,有自身免疫因素的疾病,更多显示出与 HLA 有关,尤其是与HLA-Ⅱ类基因有关。其研究结果也显示,HIA-DQ1 和 HLA-DQ3 等位基因频率增高。研究者杜维克通过限制性片段长度多态性分析法(PFLP)测定88例白人、10例黑人患者,证实白人患者HL斑秃-DR4和HLA-DQW8的表现型频率上升,HLAL-DR4、HLA-DR5的基因型频率上升。针对国外对此类基因与斑秃关系的研究有研究者提出:斑秃是HLA-Ⅱ类基因限制性的,是针对毛囊器官特异性的免疫应答。针对HLA-Ⅱ患病易感方面的作用及与健康人等位基因差别的研究成为热点。HLA-Ⅲ类基因区位于Ⅰ类基因与Ⅱ类基因区之间。位于HLA-Ⅲ区域的Notch4是新近定义的基因,Notch4蛋白能发出信号,是角质形成细胞生长停止并进入分化的一种直接决定因子,Notch4基因可能与导致斑秃有关。研究者们对斑秃患者和健康人的Notch4基因进行了检测,发现斑秃与其中的Notch4(T+1297C)有明显关联性:最严重的普秃与最轻的斑片型斑秃比较,前者Notch4(T+1297C)表达频率明显高于后者;并且他们通过附加基因分型证明,Notch4(T+1297C)为纯合子者发病危险率高于Notch4(T+1297C)为杂合子者。

唐氏综合征中斑秃发生率增高,常为全秃或普秃,这些患者中自身抗体的存在明显增多。有研究观察到,高达8.8%的唐氏综合征患者并发斑秃,这一现象从另一角度也提示了位于21号染色体上的某处基因在决定斑秃易感性方面具有重要作用。

Mx1是编码干扰素诱导的p78蛋白MxA的基因。MxA在正常毛囊中不表达,在斑秃患者受损的毛囊中显著表达。通过比对发现,Mx1基因的内含子6中存在4个单核苷酸多态性,这些多态性集中在147个碱基对,表现出很强的连锁不平衡。通过

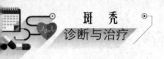

对斑秃患者与正常组比较,研究结果发现 Mx1(＋9959)单核苷酸多态性和斑秃患者显著相关。

自身免疫性疾病与斑秃有什么关系

斑秃患者伴有一些自身免疫性疾病的比例比正常人群高。如伴甲状腺疾病者占 8％左右;伴白癜风者占 4％(正常人仅1％)。而斑秃患者中有关自身抗体的研究报告不一,有说存在的,也有说未找到的。国内学者张信江的一项关于 T 细胞亚群及 β2 微球蛋白的研究中提示斑秃患者存在着 T 细胞网络紊乱及体液免疫失调的情况。有一些斑秃是其他疾病的一种伴发表现,如甲状腺功能减退或亢进、甲状旁腺功能减退、贫血、红斑狼疮、白癜风、肠道寄生虫感染等患者发生斑秃的概率要高于正常人。至于患者是何种原因造成的秃发,则有待查清。另外,还发现唐氏综合征中斑秃发生率增高,常为全秃或普秃。这些患者中自身抗体的存在明显增多。尚不能肯定斑秃就是自身免疫性疾病,但其可伴发自身免疫性疾病,对皮质激素暂时有效等,提示倾向于自身免疫学说。

精神因素在斑秃中发挥什么作用

精神心理因素被认为是一个重要诱因。斑秃发病前常有精神创伤,如长期焦急、忧虑、悲伤、精神紧张和情绪不安等。有时患者在病程中,这些精神因素可使病情迅速加重。卡尼亚等国外学者的研究显示,43.64%的斑秃患者具有神经质人格。廖朝晖等在斑秃的中医辨证与情绪测量分析研究中发现,有76.9%的斑秃患者存在不同程度的情绪状态异常,表现为焦虑和抑郁,而情绪障碍与性别及其病情轻重无关。一项关于精神应激事件与斑秃发病关系的临床调查结果显示,斑秃患者发病前所发生的生活重大事件较健康人多,精神压力积分值也高于健康对照人群。轻型斑秃患者的这两项数据均较重型高,提示精神压力与轻型斑秃发生的关系更为密切。张玉杰通过对140例斑秃患者心理健康状况测试及分析,发现绝大多数患者存在心理健康方面的障碍,其中以情绪易紧张、常为一些小事着急、睡眠差等现象更为突出。心理社会因素可使斑秃患者长期处于一种紧张状态,当无法正确排解时。会损害机体的防御系统,扰乱大脑皮层和自主神经功能,从而影响到酶、激素、免疫机制、细胞氧化等代谢过程。

国外有实验结果提示,在斑秃的发病机制和复发中,神经源性和神经内分泌因子起到一定作用。活动性斑秃皮损局部的神经肽(如 SP 和 SP-)降解酶水平升高,结果显示,皮损部神经系统活动性升高,这可能与导致斑秃病情进展和病程持续有关。进一步实验表明,斑秃患者下丘脑—垂体—肾上腺轴活性改变,仅次于免疫反应改变。斑秃患者促肾上腺皮质激素和 α-促黑素水平上升,提示存在神经内分泌活动和局部的下丘脑—垂体—肾上腺轴反应,与 TNF-α 水平呈正相关。同时发现下丘脑血管加

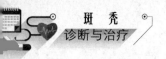

压素 mRNA 和脑垂体皮质激素 mRNA 在急性和反复压力刺激下显著上升,也提示下丘脑—垂体—肾上腺轴活跃。下丘脑和海马雌激素-β 受体在反复压力刺激下表达减少,在急性剧烈刺激下则表达上升,表明斑秃患者下丘脑—垂体—肾上腺轴出现紊乱。这说明精神压力通过调控机体炎症反应可加重疾病。

维生素和微量元素在斑秃中发挥什么作用

　　近年来有研究结果发现,维生素和某些微量元素的缺乏可能是发生斑秃的危险因素。正常的毛囊细胞生长分裂周期依赖于微量元素,一些微量元素可减少氧化应激反应,这种反应也越来越被认为是发生斑秃的病因。鉴于这些微量元素在正常毛囊发育中的重要功能,越来越多的研究者研究斑秃患者血清中这些微量元素与正常人的差别,并探索尝试补充这些微量元素是否会达到治疗部分斑秃患者的目的。已有的相关研究显示,斑秃患者血清中维生素 D、锌和叶酸水平比正常人低。维生素 D 可能通过抑制 Th1 细胞的增殖来改变免疫反应,Th1 细胞是斑秃中主要的 t 辅助细胞类型。锌是人体必不可少的微量元素,数百种酶的催化活性依赖于锌。例如,碱性磷酸酶是一种锌依赖性酶,在毛囊中具有较高的活性。锌元素缺乏会导致头发变疏变脆。铜/锌超氧化物歧化酶是另一种锌依赖性酶,具有有效的抗氧化作用。有研究者认为,铜/锌失衡可能通过该酶的失调而在斑秃发病机理中起作用。此外,微量元素硒通过与谷胱甘肽过氧化物酶的相互作用而发挥抗氧化防御机制进而在斑秃发病中起一定的作用。镁是 300 多种酶系统的辅助因子,在核苷酸合成中起着重要作用,而核苷酸合成是毛囊细胞分裂的重要过程,因而镁元素的缺乏也是斑秃的一个病因。叶酸(维生素 B_9)作为甲基供体,维生素 B_{12}(钴胺素)作为辅酶,在核苷酸合成中起着重要作用,进而在高度增殖的毛囊中起着不可或缺的作用。

微生物感染在斑秃中发挥什么作用

微生物群在各种疾病发病机理中的作用是一个新兴的研究领域。C3H/HeJ 小鼠品系不仅是斑秃模型,而且还是第一个被发现能自发炎症性肠病的模型。炎症性肠病可能是人类斑秃的并发症。在不同地理区域实施的斑秃小鼠的皮肤移植实验会出现不一样的结果,尽管这种现象主要归因于饮食中高含量的大豆植物激素,但微生物群也可能发挥了一定作用。此外有研究显示,EBV 病毒和猪流感病毒感染也可能是斑秃的一个诱因,但仍需更多的研究来论证。

(作者:郑建锋)

斑秃诊断的检测手段

斑秃和"鬼剃头"是一回事吗

斑秃和"鬼剃头"实际上指的是同一种疾病。斑秃,俗称"鬼剃头",常表现为无意发现的、在头部突然出现的圆形或类圆形脱发斑,境界清楚,皮肤光滑,无炎症、萎缩及瘢痕。最初为小片脱发区,可为一片,也可为多片。脱发区的边缘处常有一些松动且容易脱落的头发,有的已经折断,如将松动毛发拔出,可以看到毛发呈"上粗下细"的惊叹号状,且毛发下部的色素脱失。斑秃可发生在从婴儿到老人的任何年龄,但以中年人多见,无明显性别差异。虽无自觉症状,但外貌的改变常常会给患者带来巨大的心理负担。

斑秃的预后如何

斑秃的预后常较好,30%～50%的斑秃患者可在 6～12 个月内有新发长出,逐渐恢复正常。患者调整健康的生活方式、规律作息、加强营养、保持心情舒畅,有助于毛发的恢复。对于持续不缓解的患者需要完善系统检查,排除是否并发免疫、内分泌、感染等疾病后进行病因治疗。可采用的治疗方法有多种,医生会根据疾病的严重程度等选择局部治疗、系统治疗及物理疗法等治疗方法,具体详见治疗篇章。

斑秃的检测手段包括哪些

斑秃通常通过临床症状就可诊断。有时需要借助一些检测手段进行辅助诊断,包括无创检查、有创检查和实验室检查。其中无创的检查包括拉发试验和皮肤镜检查等,有创检查主要指病理检查。

拉发试验如何操作和评估

嘱患者3天内不洗头,以拇指和食指拉起一束毛发,五六十根,轻轻向外拉,计数拉下的毛发数量,大于6根为阳性,表明有活动性脱发。进展期斑秃常为阳性,毛发根部呈杵状或锥形。急性或慢性休止期脱发、急性生长期脱发者的活动期也可为阳性,而雄激素性秃发患者一般为阴性。

皮肤镜/毛发镜检查如何应用和评估

皮肤镜检查已应用于头皮以诊断头发疾病,它也被称为"毛

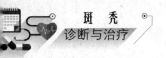

发镜检查"。皮肤镜作为一种新型无创的诊断工具,简单、方便、快速,在斑秃的诊断、鉴别诊断、病情活动性评估、疗效评价中具有重要的价值,可避免组织病理检查的创伤性。有资料显示不同分期、严重程度、治疗前后斑秃皮肤镜镜像各异,可以为临床分期及评价疗效提供可靠的依据。

斑秃患者的脱发区域毛囊开口完好存在,脱发区域可见感叹号样发、黑点征、黄点征、断发、锥形发(毛发近端逐渐变细)、毛干粗细不均、毳毛增多以及猪尾状发等。

感叹号样发是斑秃的特异性皮肤镜表现。皮肤镜检查还可判断及监测斑秃的活动性:稳定期主要表现为黄点征;若出现黑点征、感叹号样发、锥形发、断发和毛干粗细不均等则提示病情处于活动期。短毳毛在恢复期的发生率最高,活动期最低,这可能是脱发区域新生毛发缘故。亦有学者认为短毳毛为斑秃病程中出现的疾病性短发,需要与恢复期新生短发相区别。皮肤镜下可以观察到脱发区域细小的毛发生长,初始的短毳毛是白色、细软的毛发,肉眼不易发现,随着病情好转,渐长成终毛。短毳毛出现可作为斑秃治疗显效的重要指标。

斑秃组织病理有何特点及意义

斑秃的组织病理表现包括:毛球部周围炎性细胞浸润,可呈"蜂拥状";浸润细胞以淋巴细胞为主,可伴有少量嗜酸性粒细胞和肥大细胞;细胞浸润的程度常与病情严重程度不成比例,全秃和普秃患者皮损中并不一定有明显的炎症浸润;生长期毛囊减少,退行期和休止期毛囊增多(比例大于 50%),并可见毛囊微小化及营养不良的生长期毛囊;急性期仅有轻度的炎症浸润,亚急性期以毛囊周期的改变和炎症浸润为特点,慢性斑秃皮损中炎症浸润不明显;在同一患者的不同区域可同时出现不同时期的组织病理表现。

在一项涉及 162 例斑秃病例的研究中,斑秃急性期 78 个标本有 24 个(30.8%)检测到球周嗜酸性粒细胞浸润,检测到毛囊周围的色素失禁显著增加、毛囊小型化以及向退化期或休止期转变。在临床上未受影响的斑秃患者的病灶周围头皮中,16 个样本中有 10 个显示休止期比率、毳毛数量和毛囊小型化增加。

斑秃实验室检查包括哪些项目及其意义

斑秃的实验室检查通常并不作为斑秃的诊断依据,而主要是为明确是否并发其他免疫异常及过敏等表现或者用于鉴别诊断,包括甲状腺功能和甲状腺自身抗体检查、抗核抗体及血清总 IgE 等。必要时可进行真菌镜检和梅毒螺旋体抗体检测等以排除感染性疾病所致的脱发。

无论严重程度或特应性如何,斑秃患者的血清 T 辅助 1 (Th1)细胞因子白细胞介素(IL)-1、IL-12 和 IFN-γ 的水平均升高。趋化因子-(CCL)17/胸腺和活化调节趋化因子(TARC)的血清水平、高迁移率族框 1(HMGB1),以及来自细胞毒性物质的

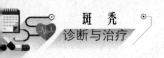
颗粒溶素是斑秃活性的生物标志物。来自红细胞和血清的氧化应激标志物也被提议作为与疾病严重程度、持续时间、复发和模式相关的生物标志物。

对来自斑秃的 96 份人类头皮皮肤活检标本的基因表达分析，发现了一种基因表达指标，称为斑秃疾病严重程度指数，结合细胞毒性 T 淋巴细胞浸润、干扰素相关标志物和毛发角蛋白面板，可有效地将样本与全秃和普遍脱发、斑片状斑秃和健康对照区分开来。

斑秃要与哪些疾病鉴别

典型的斑秃根据临床表现和皮肤镜检查即可诊断，无须进行特殊检查。部分表现不典型的患者需要与其他脱发进行鉴别，必要时可进行相关辅助检查。斑秃需与下列疾病进行鉴别：①拔毛癖；②头癣；③瘢痕性秃发；④梅毒性脱发；⑤生长期脱发；⑥女性型雄激素性秃发；⑦休止期脱发；⑧先天性秃发。

（作者：李　影）

斑秃的临床分型与严重度评估

临床上斑秃如何分期

临床上,依病情的发展状况,斑秃可分为 3 期:

1. 进展期(活动期):脱发区数量继续增加或面积仍在扩大,可有断发,脱发区边缘拉发试验(pull test)阳性,弥漫型斑秃患者整个头部均可出现拉发试验阳性。在秃发区周边外观正常的皮肤上,毛发疏松易抓落,有的折断仅 0.5 厘米长;近头皮的毛干萎缩,而无色素,末端毛发粗黑,呈棒槌状,上粗下细,像感叹号(!)。

2. 稳定期(静止期):毛发脱落停止,拉发试验阴性,可长期保持原状,秃发区周缘毛发附着相当坚牢。大多局限性斑秃患者在 3～4 个月后进入恢复期。

3. 恢复期:脱发区开始生长毛发。新生的毛发大都纤细柔软、颜色发白,类似毳毛,之后日渐粗黑,逐渐恢复正常。这种情况一般见于秃发时间长、已经稳定的斑秃区,此时已看不到典型的感叹号毛发,毛囊开口很难被分辨出来,甚至可被人认为是形成瘢痕。

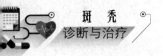
斑秃有哪些临床类型

在赵辨教授主编的《中国临床皮肤病学》中,斑秃根据其形态及预后被分为八型:

1. 单灶性斑秃:占斑秃总数的19.06%,占16岁以上斑秃患者的63.60%。表现为单个脱发区,常无自觉症状,局部偶有刺痒、疼痛、触痛或感觉异常。

2. 多灶性斑秃:数月或数周内出现多个孤立的脱发区。随着病程的进展,脱发区可相互融合成不同形状。此型斑秃患者,一处脱发区已经长出新发,而另一处仍可能继续脱发。多灶性斑秃占斑秃的62.21%,无明显年龄差异。

3. 网状斑秃:头皮上多灶性脱发区持续存在,部分融合,呈网状外观。

4. 匐行性斑秃:通常枕骨中部头发呈卵圆形片状脱落,其长轴与水平面大致垂直,接着在颞缘发际处也出现脱发区,并逐渐与最初出现的脱发区相互融合,呈大致水平位置上对称性分布的环形脱发,宽2.5~8 cm,形如缠蛇,故又名蛇形斑秃。典型特征为枕部和耳附近发际处突发性、对称性条带状脱发区。好发于儿童,且多有特应性体质。

5. 马蹄形斑秃:可看作与蛇形斑秃对应的一种斑秃。脱发区从前额到枕部,距离发际线3~4 cm,形似马蹄,其分布与雄激素性脱发基本一致。此型斑秃对治疗反应较差。

6. 全秃:头发全部脱落。

7. 普秃:除头发全部脱落外,眉毛、睫毛、胡须、腋毛、阴毛和全身毳毛均脱落。

8. 弥漫性斑秃:弥漫性斑秃可累及枕部头皮。除非进行仔细的检查,否则这型很难诊断。本病需要与雄激素性脱发相鉴别。

《中国斑秃诊疗指南》2019 版是如何分型的

中华医学会皮肤性病学分会毛发学组于 2019 年编写的《中国斑秃诊疗指南》中指出,斑秃临床上可分为多个类型:①斑片型:可单发或多发,呈圆形或椭圆形,界限清楚,脱发斑面积小者易于恢复;②网状型:脱发斑多而密集,呈网状;③匐行型(ophiasis)即带状型:主要发生于发际线部位,常常治疗反应差;④中央型或反匐行型;⑤弥漫型:全头皮弥漫受累,多呈急性经过,一般不形成全秃,通常在旧发完全脱落前已经有新发生长,仔细检查可以发现其中有斑状脱发,急性者易于恢复;⑥全秃(alopecia totalis):所有头发均脱落;⑦普秃(alopecia universalis):全身所有毛发均脱落。

斑秃的其他分类方法

根据相关专家的分类标准,可以将头皮脱发面积小于等于 50% 者定义为轻型斑秃,脱发面积大于 50% 及全秃和普秃,定义

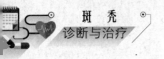
为重型斑秃。

如何在临床上对斑秃进行严重程度评估

斑秃严重程度评估可以参考美国斑秃评估指南推荐的 SALT 方法进行 SALT 评分评估,也可通过 SBN 分类进行评估。

什么是 SALT 评分

头皮脱发的评估可基于美国斑秃基金会工作委员会设计制定的评估工具,这个工具就是"秃发严重度评分工具"(SALT 评分)。

根据 SALT 评分,头皮将分为以下 4 个区域:1.顶部(头顶)——头皮表面积的 40%(0.4);2.头皮右侧——头皮表面积的 18%(0.18);3.头皮左侧——头皮表面积的 18%(0.18);4.后部(头皮后部)——头皮表面积的 24%(0.24)。这 4 个区域中任何区域的脱发百分比为脱发百分比乘以该区域的头皮表面积百分比。SALT 评分为所有上述区域脱发百分比之和。

举例来说,如果头顶、右侧、左侧和后部的脱发百分比分别为 20%、30%、40% 和 50%,那么 SALT 评分 =(20×0.4)+(30×0.18)+(40×0.18)+(50×0.24)=8+5.4+7.2+12=32.6。

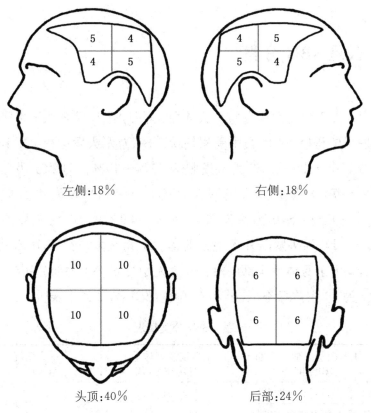

左侧:18%　　　　　　右侧:18%

头顶:40%　　　　　　后部:24%

用于估计头皮脱发百分比、"X"评分和再生百分比的视觉工具图

　　采用此图,可确定给定象限内的头皮脱发百分比,再乘以该象限占头皮总面积的百分比,每个象限所得数值之和为头皮脱发总百分比。此图还允许评估者绘制脱发区域,从而帮助估计头皮脱发百分比以及在后续评价中比较脱发。此脱发百分比随后可通过图像分析来证实。

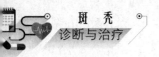
什么是 SBN 分类

　　S 代表脱发面积占整个头部面积的比例,B 代表头部以外体毛脱落的程度,N 代表甲受累情况。S0 为无头发脱落,S1 为头发脱落小于 25%, S2 为头发脱落 25%～49%, S3 为头发脱落50%～74%, S4 为头发脱落 75%～99%(S4a 为头发脱落75%～95%, S4b 为头发脱落 96%～99%), S5 为头发脱落100%; B0 为头发以外无毛发脱落,B1 为头发以外部分体毛脱落,B2 为全身体毛全部脱落;N0 为无甲受累,N1 为部分甲受累,N1a 为 20 甲营养不良(必须 20 甲全部受累)。如下表所示:

表　SBN 分类情况

脱发面积占整个头部面积比例(S)		头皮以外体毛脱落程度(B)		甲受累情况(N)	
S0	无头发脱落	B0	头发以外无毛发脱落	N0	无甲受累
S1	头发脱落<25%				
S2	头发脱落 25%～49%	B1	头发以外部分体毛脱落	N1	部分甲受累
S3	头发脱落 50%～74%				
S4	头发脱落 75%～99%	B2	全身体毛全部脱落	N1a	20 甲营养不良
S4a	头发脱落 75%～95%				
S4b	头发脱落 96%～99%	—	—	—	—
S5	头发脱落 100%	—	—	—	—

（作者：王　宇）

斑秃的国内外诊断标准

斑秃的诊断标准是什么

斑秃为自身免疫性非瘢痕性脱发,经常出现在身体多毛的部位,局部皮肤正常,无意识症状。斑秃常表现为毛发部位出现独立的局限性的成片毛发脱落,圆形或椭圆形,边缘清晰,直径1～2厘米或更大。秃发区皮肤光滑,发亮,无显著萎缩,但仍有毛孔可见,损害周围毛发不易脱落,脱落的皮损区可互相融合成大小不等、形状不规则的斑片。其开始恢复时,患部可见细软、黄白色毫毛(短毳毛),逐渐变粗、变黑,最终恢复正常。斑秃病程长,绝大多数可以恢复,少许患者可在痊愈后复发。病情若继续发展,皮损可累及全头,以致头发全部脱落。严重的病例,除头发全脱落外,全身其他各处的毛发,包括眉毛、睫毛、胡须、腋毛、阴毛及体毛等,都会脱落。临床上,依病情的发展状况,斑秃可分为三期。(1)进行期:毛发、皮肤损害范围日渐扩大,在斑秃区周边外观正常的皮肤上,毛发疏松易抓落。(2)静止期:一般经3～4个月,斑秃可停止发展,并可长期保持原状,秃发区周缘毛发附着相当坚牢。(3)恢复期:脱发区开始生长毛发。

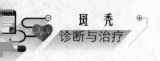

国内外诊断标准及鉴别诊断有区别吗

无论是 1999 年北美制定的斑秃治疗指南,还是 2003 年欧洲及 2010 年日本制定的斑秃治疗指南,诊断标准均为典型的斑秃根据临床表现即可诊断,无须进行特殊检查。部分表现不典型的患者需要与其他脱发进行鉴别,必要时可进行相关辅助检查。鉴别诊断主要包括以下几种疾病:①拔毛癖:常表现为斑片状脱发,但脱发区形状往往不规则,边缘不整齐,脱发区毛发并不完全脱落,可见大量牢固的断发。多见于儿童,可存在拔毛行为史。皮肤镜下可见到黑点征、长短不一的断发及断发的断端卷曲或分叉,皮损组织病理亦具有特征性表现。②头癣:好发于儿童,除斑片状脱发外,头皮有程度不等的红斑、鳞屑及结痂等炎症改变,断发中可检出真菌。③瘢痕性秃发:可由多种原因引起,常表现为局限性永久性的秃发,如盘状红斑狼疮、毛发扁平苔藓、局限性硬皮病及秃发性毛囊炎等;头皮的物理或化学性损伤、感染等也可以引起瘢痕性秃发。瘢痕性秃发常常有炎症过程,脱发区域头皮可见萎缩、瘢痕或硬化,标志性的表现为毛囊开口消失,此时毛囊被彻底破坏,不能再生。④梅毒性脱发:梅毒脱发的皮肤镜表现及组织病理表现与斑秃相似,临床上多表现为虫蚀状的多发性小脱发斑,血清梅毒特异性抗体阳性,并可出现二期梅毒皮肤表现。⑤生长期脱发:药物(如化疗药等)引起的弥漫性脱发,需要和急性弥漫性斑秃鉴别。⑥女性型雄激素性秃发:有时需要与弥漫性斑秃鉴别。雄激素性秃发发病缓慢,以额部及顶部为主,拉发试验阴性,皮肤镜下无断发、黑点征或感叹号样发。⑦休止期脱发:营养不良、内分泌疾病、精神因素以及节食减肥等可导致休止期脱发,通常脱发较为弥漫,部分可出现拉发试验阳性,但一般无断发、黑点征或感叹号样发。⑧先天性秃发:儿童斑秃需要与先天性秃发鉴别。先天性秃发通常发病更早,出生时或生后不久发病,可无毛发或毛发稀疏,可局部或全身毛发受累,毛干可有结构改变(如念珠状发和羊毛状发等),部分患者可并发外胚叶发育异常。儿童斑秃一般出生时毛发正常,儿童期开始出现斑状脱发,毛发常可再生,病情常反复。

辅助检查在斑秃诊断中有何意义

近几年,随着研究的深入,针对斑秃出现了一些有诊断价值的实验室检查,包括以下几项:①拉发试验;②皮肤镜检查;③皮损组织病理检查。2019年《意大利斑秃诊疗指南》和2019年《中国斑秃诊疗指南》中,皮肤镜结果已经作为斑秃诊断的重要参考,明确指出典型的斑秃根据临床表现和皮肤镜检查即可诊断,无须进行特殊检查。部分表现不典型的患者需要与其他脱发进行鉴别,必要时可进行相关辅助检查。

(作者:郑建锋)

斑秃的饮食疗法

斑秃患者的饮食应该关注哪些方面

斑秃患者饮食要多样化,克服和改正偏食等不良习惯。合理的饮食结构有助于头发的生长,特别是蛋白质和维生素对于头发有着不小的影响。头发是由蛋白质构成的,缺乏蛋白质会导致头发干枯、稀疏甚至脱落。所以在日常生活中要多吃富含蛋白质的食物,如鱼类及其他海产品、大豆、花生等,补充头发所需要的营养物质,有利于头发的健康。新鲜蔬果中含有丰富的维生素,可适量摄取。

斑秃患者可以吃鱼肉、鸡肉、猪肉吗

斑秃患者可以吃鱼、家禽、猪肉等富含蛋白质的食物。这些食物经胃肠消化吸收可形成各种氨基酸,对长头发有好处。但不宜过量食用,否则体内多余的蛋白质在分解过程中将产生乳酸等的酸性物质,使血液呈酸性状态,妨碍皮肤和头发的健美。宜多吃富含黏蛋白的食物。

斑秃患者宜吃哪些蔬菜

斑秃患者可以多吃冬瓜、竹笋、白萝卜、胡萝卜、大白菜、黄豆制品、莲藕、菠菜、香菇、黑木耳、猴头菇等。绿色蔬菜中的碱性无机盐(钙、镁、钠、钾等)含量高,多吃新鲜蔬菜,能使体内碱性物质充足,使体内的酸性物质迅速中和成无毒性的化合物排出体外,血液维持在比较理想的弱碱性状态中。还可以吃维生素E丰富的食物,如芹菜、苋菜、枸杞菜、芥菜、金针菜、黑芝麻等。

斑秃患者宜吃哪些水果

斑秃患者宜吃维生素丰富的水果,如梨、苹果、枇杷、樱桃、香蕉、桂圆、杏子、荔枝、西瓜、甜瓜等。它们富含维生素、矿物质,饱和脂肪酸含量低。其中维生素A,对于维持和再生黏膜屏障(如肠道上皮)必不可少。它对维持炎症细胞(如中性粒细胞、巨噬细胞和自然杀伤细胞)的正常功能也至关重要。维生素A水平对不同的T细胞亚群、细胞因子(炎症的化学介质)和各种抗体亚类的产生有深远的影响,特别是,维生素A支持调节性T细胞的形成。维生素A缺乏与免疫力下降和感染性疾病易感性密切相关,并与多种自身免疫性疾病有关,包括斑秃。如樱桃富

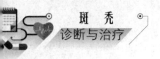

含微量元素铁,有助于血红蛋白的生成;苹果富含果糖和葡萄糖,还有苹果酸、鞣酸、维生素、矿物质、蛋白质、脂肪等营养成分;大枣有丰富的糖分及维生素C等。

哪些食物斑秃患者不宜多吃

1. 含糖类食物:斑秃患者不建议多吃糖类食品。甜食在体内代谢过程中会生成大量酸性物质,有碍头发生长。例如糕点、快餐、碳酸饮料也少食用为好。

2. 油腻性食物:不建议斑秃患者吃该类食物。油腻性食物不利于脂肪代谢,堆积在皮下的脂肪因而增厚;皮脂腺分泌过盛,皮脂外溢,影响毛囊功能,头发易落。

3. 辛辣食物:辛辣之品能耗气伤津、助热生风,易使头发失去滋润而焦枯易落。对于肝肾阴亏体质偏热的脱发患者来说,辛辣食品犹如火上浇油,会使脱发加速进行。除辣椒外,葱、蒜、姜、花椒、桂皮也少吃为好。

4. 生冷食物:中医认为"温则行,寒则凝",脾胃有喜热恶寒的特性,现代人过食冰激凌、冰镇饮料、冰镇水果等食物,会迅速伤害脾胃,影响营养吸收,造成气血生成不足,导致卫气不足。例如冰激凌食用过多,会影响蛋白质、维生素及矿物质的吸收,进而导致斑秃加重,因此,冷饮少吃为好。

斑秃患者饮食有哪些方面需要注意

避免饮食不节:暴饮暴食、过度减肥节食损伤脾胃,影响气血生成,导致卫气不足。避免营养不良:由于膳食结构不合理,片面追求蔬菜摄入,而主食(米、面等)摄入不足,导致营养失衡,卫气不足。

斑秃患者食疗方如何选择

食疗方也不是每个人都适合进补,补品也不是适合每个人的,要辨证进补。中医进补讲究因时、因地、因人而定,药膳的进补也要按每一个人的具体情况,有选择性地进行。

侧柏桑椹膏适宜哪类斑秃患者

适宜斑秃属血热生风型,伴有头晕目眩,口干者。侧柏桑椹膏清热生津,祛风生发。包括侧柏叶 50 g,桑椹 200 g,蜂蜜 50 g。水煎侧柏叶 20 分钟后去渣,再纳入桑椹,文火煎煮半小时后去渣,加蜂蜜成膏。

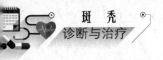

菊花旱莲饮适宜哪类斑秃患者

适宜斑秃属血热生风型,伴有目眩眼花,口干苦者。菊花旱莲饮清热凉血。黄菊花 10 g,旱莲草 5 g,可以煎汤代茶,频饮。

芝麻米粥适宜哪类斑秃患者

芝麻米粥可以补肝肾,益脾胃,润肠。适宜肝肾精血不足,头晕目眩,头发早白,腰膝酸痛,肠燥便秘、皮肤干燥的斑秃患者。芝麻粉 20 g,粳米 50 g,白糖适量。粳米加清水 500 mL,白糖适量,煮为稀粥,取芝麻粉,慢慢调匀于粥内,烧至锅中微滚即停火,盖紧焖 3 分钟后即可食。每晨起空腹服及晚餐温热服食。

注意现代研究本品含 60% 的脂肪油及蛋白质、叶酸、维生素 A、维生素 E、维生素 D 等,另外,芝麻中的不饱和脂肪酸,对婴幼儿的生长和老年人的健康有重要意义。

何首乌粥适宜哪类斑秃患者

何首乌粥补肝肾,益精血,健脾胃,乌须发,适宜肝肾不足,精血亏虚,心悸失眠,头晕耳鸣,发须早白的斑秃患者。首乌粉

30 g,粳米 50 g,红枣 2 枚,白糖适量。粳米、红枣、白糖适量,加水 500 mL,放入砂锅内,先煮成稀粥,然后和入首乌粉,轻轻搅匀,用文火烧至数滚,见粥汤黏稠停火,盖紧焖 5 分钟即可。每天早晚餐温热顿服。

何首乌含蒽酮类、卵磷脂、淀粉、粗脂肪等物质。药理实验证明,具有强心、降脂降压的作用,有助于防止胆固醇在肝内沉积,缓解动脉粥样硬化的形成,故常用来防治高血压等心血管系统疾病。

桑椹米粥适宜哪类斑秃患者

桑椹米粥补肝益肾,滋阴补血,润肠明目。适宜阴血不足,头晕目眩,失眠耳鸣,视力减退,目昏,须发早白,斑秃早现的患者。新鲜桑椹 30 g,糯米 50 g,冰糖适量。先将桑椹浸泡片刻(若干果每次 20 g 即可),去掉长柄,加入糯米、冰糖适量,置砂锅内加水 400 mL。用文火烧至微滚到沸腾,以粥黏稠为度。每日晨起空服,温热顿服。

桑椹含葡萄糖、果糖、鞣酸、苹果酸及维生素 B_1、维生素 D_2、维生素 C 和胡萝卜素。药理实验证明,桑椹在胃中能补胃液的缺乏,以增强胃的消化力;入肠能刺激黏膜,使肠液分泌增加,并帮助肠的蠕动。

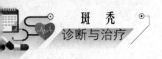
核桃芝麻饼适宜哪类斑秃患者

核桃芝麻饼滋养精血。适宜斑秃属精血不足型,伴眩晕耳鸣,肢软无力者。核桃仁 50 g,黑芝麻 20 g,面粉 500 g。将核桃仁轧碎,与芝麻相合,烙饼撒于表面,烙熟即可。

黄精酒适宜哪类斑秃患者

黄精酒益脾祛湿,乌发,润血燥。适宜气虚湿阻而复见阴虚血燥之证。症见形盛面肢浮胀,发枯变白,肌肤干燥易痒的斑秃患者。黄精、苍术各 2 kg,枸杞根、柏叶各 2.5 kg,天门冬 1.5 kg,曲 5 kg,糯米 50 kg。先将黄精等,和曲、糯米如常法酿酒。每次饮 1 小盅。亦可用黄精十分之一量,浸泡在 5 000 mL 白酒中,封固数天后饮之。每次饮 1 小盅。常饮此酒。

菠菜粥适宜哪类斑秃患者

菠菜粥益血气,清热润便。凡因血虚生燥热而引起的口干、便燥等症,即可辅食此粥。白米 50 g,菠菜适量(洗净切段)。如常法煮米做粥,米熟入菠菜煮烂即可。晨起做早餐食之。近代研究认为,菠菜有生血作用,故对血虚的患者,多主张常食此菜。

栗子桂圆粥适宜哪类斑秃患者

栗子桂圆粥补心肾,益腰膝。适宜心肾精血不足而引起的心悸、失眠、腰膝酸软,斑秃早现者。栗子 10 个(去壳用肉),桂圆肉 15 g,米 50 g,白糖适量。将栗子切成小碎块,与米同煮如常法做粥,将成时放入桂圆肉,食时加入白糖少许。可做早餐食之,或不拘时食用。

治疗斑秃的经典中药方有哪些

在我国医学经典方书里,具体提到过七宝美髯丹、二至丸、人参养荣汤方、神应养真丹、八珍汤、通窍活血汤等。这些方剂也是现代中医常用基础方剂,临床医生会在此基础上辨证加减,以治疗不同证型斑秃患者。

七宝美髯丹方针对哪些证候

七宝美髯丹根据《本草纲目》记载出自《积善堂方》,方中何首乌、菟丝子、枸杞子、牛膝均入肝肾二经,滋肾水,益肝血,配以功专

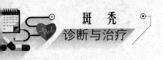

补肾壮阳之补骨脂、健脾补中之茯苓、养血活血之当归,全方共奏补肝肾、益精血、生发乌发之效,为平补肝肾、生发乌须的名方。

二至丸针对哪些证候

二至丸为补益肝肾的代表方,原方出自《扶寿精方》,方中女贞子入肝肾经,具有补肝肾经、乌须明目之功效。旱莲草具有滋补肝肾、凉血止血的功能。二药均补益肝肾效佳,且补而不滞,润而不腻,久服不碍脾胃,为平补肝肾的良方。

人参养荣汤方针对哪些证候

人参养荣汤方源于《太平惠民和剂局方》,药物组成为白芍药、当归、陈皮、黄芪、桂心(去粗皮)、人参、白术(煨)、甘草(炙)、熟地黄(制)、五味子、茯苓、远志。本方适用于因气虚、荣血不足而致的发枯色白、毛发脱落等。

神应养真丹针对哪些证候

神应养真丹出自陈实功的《外科正宗》,药物组成为当归、川芎、白芍、熟地黄、天麻、羌活、木瓜、菟丝子。此方由四物汤加味而成,活血祛风、养血生发。适用于血虚不荣,风邪外袭导致的风盛血燥脱发症。

八珍汤针对哪些证候

八珍汤出自元代《正体类要》,原方由人参、白术、茯苓、炙甘草、当归、川芎、白芍药、熟地黄各一两组成。方中人参、熟地黄甘温益气补血;当归助熟地黄补益阴血,白术协人参益气补脾;白芍养血敛阴,川芎活血行气;茯苓健脾渗湿,炙甘草益气补中;气血双补。

通窍活血汤针对哪些证候

通窍活血汤出自王清任的《医林改错》。方中麝香为君药,芳香走窜,通行十二经,功专开窍通闭、活血通络;赤芍、川芎、桃仁、红花为臣药,活血消瘀,推陈致新;老葱通阳入络;鲜姜温阳通脉,大枣缓和药物。有活血通窍之功,用于血瘀所致脱发效佳。

(作者:于　波)

斑秃的治疗原则

斑秃患者治疗中需要注意什么

斑秃患者治疗中需避免精神紧张,缓解精神压力,保持健康的生活方式和充足的睡眠,均衡饮食,适当参加体育锻炼。如并发炎症和免疫性疾病,则应积极治疗并发的炎症或免疫性疾病。

斑秃治疗原则包括哪些

斑秃治疗包括系统治疗、局部外用药治疗以及物理治疗。其中系统治疗又包括系统口服糖皮质激素、免疫抑制剂、中医中药制剂、小分子药物等。糖皮质激素适用于急性进展期和脱发面积较大的中、重度成人患者(S2 以上者多发性斑秃、全秃和普秃)。免疫抑制剂适用于患者病情重或不宜系统应用糖皮质激素或对糖皮质激素无效的患者,主要药物为环孢素。中医内治多从肝肾、气血论治,治以补益肝肾、益气养血、疏肝解郁、活血化瘀之法。小分子物质 Janus 激酶抑制剂通过阻断 JAK/STAT 信号转导通路减少炎性因子的生成与释放,从而减轻炎性介质对毛囊的攻击,使毛发再生,这成为难治性斑秃治疗新措施。

斑秃局部治疗方法有哪些

斑秃局部治疗包括局部外用药物和局部物理治疗。西医外用治疗包括糖皮质激素类软膏或擦剂、局部免疫疗法。中医外治多采用药物熏洗、自制酊剂及外用制剂涂抹患处，使药物直接作用于局部，也可联合针刺、穴位治疗等中医外治方法以提高疗效。物理治疗包括应用补骨脂素长波紫外线(PUVA)、窄谱中波紫外线(UVB)、308 nm 准分子激光、低能量激光及局部冷冻治疗等，但这些治疗的疗效及安全性还有待进一步评估。

对于传统治疗无效的斑秃患者还有哪些新型药物可选择

斑秃传统的治疗方法包括局部外用糖皮质激素、激素皮损内注射、局部免疫疗法、光疗、口服激素及免疫抑制剂、光疗等。针对部分患者采用传统治疗方法疗效不佳的问题，临床采用了一些新型的治疗方法，主要包括以下几类：①酪氨酸激酶抑制剂；②肿瘤坏死因子抑制剂；③调节性 T 细胞；④富血小板血浆；⑤免疫调节剂；⑥磷酸二酯酶抑制剂；⑦他汀类；⑧前列腺素类似物。

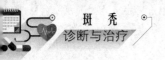
JAK 抑制治疗斑秃原理及疗效如何

有学者们发现斑秃中的自身免疫破坏可能部分由 CD8[+] NKG2D[+] 细胞毒性 T 细胞介导,可以产生干扰素(IFN)-γ 并且攻击毛囊,而用 JAK 抑制剂阻断 IFN-γ 受体,可减少炎性因子的生成与释放,从而减轻炎性介质对毛囊的攻击,使毛发再生,JAK 抑制剂有望成为斑秃治疗新型方法。已有药物包括托法替尼、鲁索利替尼、巴瑞克替尼和奥拉替尼。

肿瘤坏死因子抑制剂治疗斑秃前景如何

尽管 TNF 在斑秃的发生发展中起重要作用,但是利用肿瘤坏死因子抑制剂治疗斑秃病例很多是不成功的,且有利用 TNF 抑制剂治疗其他疾病时出现斑秃的情况。研究者们利用阿达木单抗成功治疗 1 例斑秃患者,他们认为,用 TNF 抑制剂治疗时,在细胞水平,产生 TNF 较少的个体在接触 TNF 抑制剂时,会产生"完全阻断"的现象;而产生更多 TNF 的个体,天生倾向于患斑秃,对 TNF 抑制剂的治疗敏感,因而效果较好。

调节性 T 细胞(Tregs)治疗斑秃前景如何

目前现认为斑秃是一种 T 细胞介导的自身免疫病。组织学实验表明在毛发生长初期的毛囊周围存在 CD4$^+$ 和 CD8$^+$ 两种 T 淋巴细胞浸润,在急性活动性斑秃阶段 CD4$^+$/CD8$^+$ 比例更高。CD4$^+$ 有两种亚型:Th17 和 Tregs。在自身免疫病中,Th17 细胞通过细胞因子的释放促进炎症的发生,而 Tregs 限制炎症细胞的活动。全基因组关联分析(genome-wide association study, GWAS)通过探究几个控制 Tregs 激活、增殖和保持的基因区域,发现在斑秃实验组中,由 Tregs 产生的血清转化生长因子(TGF)-β 水平较健康对照组低。研究者们通过病例对照研究发现,Tregs 在斑秃患者的外周血单核细胞和头皮皮损中的百分比较对照组低,其水平与疾病严重程度有关。干细胞教育器疗法可以增加外周血和毛囊周围的 TGF-β 生成细胞,李艳佳等利用干细胞教育器疗法治疗 9 例斑秃患者,2 例斑秃区毛发完全再生,6 例部分再生。所以 Tregs 的"再教育"疗法可能对于治疗斑秃有一定意义。

富血小板血浆治疗斑秃前景如何

富血小板血浆(platelet rich plasma, PRP)是浓缩血浆中血

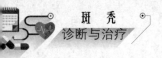

小板的自体制剂,注射富血小板血浆(PRP)可以改善皮肤缺血状况,改善毛囊周围的血管结构,并通过调节成纤维细胞生长因子来诱导真皮乳头细胞的增殖。富血小板血浆(PRP)包含20多种生长因子,可以促进细胞的增殖与分化,刺激毛囊的血管生成、增殖和分化,增加毛囊的生长期。另外,富血小板血浆(PRP)是一个可以抑制局部组织炎症的强效抗炎症介质。研究者们利用富血小板血浆及米诺地尔分别治疗斑秃患者,结果发现富血小板血浆(PRP)的疗效比米诺地尔更好。

免疫调节剂治疗斑秃前景如何

阿巴西普是一种 T 细胞共刺激选择性调节剂,由有一部分 IgG1 的细胞毒性 T 淋巴细胞相关抗原 4(CTLA-4Ig)组成。阿巴西普选择性地调节 T 细胞活化所需要的 CD28:CD80/86 共刺激信号,进而选择性地调节 T 细胞的共刺激。同样利用 CTLA-4 与部分活化的 T 细胞结合产生阻断作用的另一种分子,在鼠和人体试验中都取得了满意疗效。一项有关于阿巴西普治疗斑秃的临床试验正在进行。鉴于 T 细胞在斑秃复杂的免疫活化中有重要作用,阿巴西普可能会成为斑秃的重要治疗方法。

磷酸二酯酶抑制剂治疗斑秃前景如何

磷酸二酯酶抑制剂是一种 T 细胞活化抑制剂。磷酸二酯酶-4(PDE4)在人斑秃皮损中的表达显著升高,可成为一个治疗斑秃的靶点。阿普斯特是一种小分子的 PDE 拮抗剂,其有影响包括单核细胞、T 细胞在内的许多炎症细胞的作用,并且耐受性很好。有研究表明,阿普斯特可以防止毛囊免疫赦免的丢失并且阻止斑秃的发病,但是其能否使斑秃区毛发再生长还有待确证。目前,阿普斯特治疗斑秃的临床试验还在进行中。

他汀类药物治疗斑秃前景如何

降脂药,主要为依折麦布辛伐他汀,可以调节淋巴细胞的功能,已经用于治疗炎症性皮肤病。辛伐他汀通过下调白细胞和内皮细胞上的黏附分子来抑制毛囊免疫赦免的丢失。而依折麦布可以发挥免疫调节剂的抗炎作用。一项 19 例斑秃患者的前瞻性试验显示其中 14 例症状得到改善。尚未有不良反应发生,当停药后,许多患者病情出现了反复。

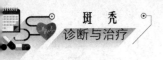
不同类型斑秃整体治疗效果如何

尽管斑秃有许多治疗方法,但没有一种是绝对有效的。斑片状局限性脱发易于在 1 年内自行恢复,有 40%～70%的患者会在数月后复发,也有 25%的患者会发展成严重的斑秃。全秃和普秃患者预后较差,完全自行再生的概率<10%。斑秃会引起患者及家属焦虑、紧张等心理压力,严重者会产生抑郁。故安全而有效地治疗斑秃是十分必要的。利用传统方法治疗,很多患者疗效差或者出现复发的情况,利用免疫调节剂、Tregs 等新型疗法,可以改善预后。然而,疗效是根据患者个体差异而不同的,需要更多临床研究来验证。

(作者:易雪梅)

斑秃外用药物治疗

斑秃的局部外用治疗措施有哪些

斑秃局部治疗包括以下几个方面:①糖皮质激素:糖皮质激素是斑秃的基础治疗,包括外用、局部注射;②钙调磷酸酶抑制剂,比如他克莫司软膏和吡美莫司软膏;③卡波三醇;④外用致敏剂:二苯基环丙烯酮等;⑤外用刺激剂:蒽林、苯酚、壬二酸(20%)、大蒜凝胶(5%);⑥米诺地尔溶液、西地那非扩张血管,促进毛发生长;⑦其他:针灸、辣椒素、多磺酸粘多糖等。

斑秃患者首选外用治疗是什么

外用糖皮质激素是轻、中度斑秃的首选外用治疗。常用药物包括卤米松、糠酸莫米松及丙酸氯倍他索等强效或超强效外用糖皮质激素,剂型以搽剂较好,乳膏、凝胶及泡沫剂也可选用,用于脱发部位及活动性区域,每日1~2次。对于秃发面积较大的重度斑秃患者可使用强效糖皮质激素乳膏封包治疗。如果治疗3~4个月后仍未见疗效,应调整治疗方案。

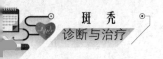
外用糖皮质激素有哪些不良反应

外用糖皮质激素不良反应主要为皮肤萎缩变薄、毛细血管扩张、毛囊炎及色素减退等,停药后大部分不良反应可缓解。糖皮质激素封包治疗期间应监测眼压,警惕青光眼的发生。

如何进行皮损内注射糖皮质激素治疗斑秃

常用的药物有复方倍他米松注射液和曲安奈德注射液。注射时需适当稀释药物(复方倍他米松浓度稀释至 2.33~3.50 g/L 或更低,曲安奈德浓度稀释至 2.5~10.0 g/L 或更低),皮损内多点注射,每点间隔约 1 cm,注射深度为真皮深层至皮下脂肪浅层,每点注射量约 0.1 mL。每次局部注射剂量复方倍他米松≤7 mg,曲安奈德≤40 mg。复方倍他米松注射液每 3~4 周 1 次,曲安奈德注射液每 2~3 周 1 次,可重复数次,如 3 个月内仍无毛发生长,即应停止注射。局部注射于眉毛区域时,浓度应低于头皮。局部皮损内注射糖皮质激素的不良反应主要为局部皮肤萎缩、毛囊炎及色素减退等,大部分可自行缓解。

局部免疫疗法在斑秃患者中的应用如何

局部免疫疗法可用于治疗重型斑秃(S2 以上者多发性斑秃、全秃和普秃)患者,适用于病程长及其他治疗效果不佳者。国内外研究均报道本疗法应至少坚持治疗 3～6 个月后评价疗效,有效率为 30%～50%。本疗法不良反应较多,主要为接触性皮炎、淋巴结增大、色素沉着、发热和白癜风等,严重者需要停药。

斑秃患者如何选择米诺地尔溶液外用

米诺地尔适用于稳定期及脱发面积较小的斑秃患者,常需与其他治疗联合应用,避免单用于进展期斑秃。外用米诺地尔浓度一般为 2% 和 5%。5% 治疗效果可能更好,但不良反应相对更多见。不良反应主要是局部刺激和多毛,停药后可自行恢复,偶见过敏反应。

地蒽酚用于斑秃治疗效果如何

地蒽酚又名蒽林,具有非特异性免疫调节、抗朗格汉斯细胞作用。常用于儿童及成人广泛性脱发包括全秃患者。开始治疗

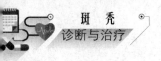
2 至 3 个月后可以看到新发生长,约 25% 患者经过大约 6 个月治疗可达到美容的效果。蒽林有潜在刺激性作用,并可引起红斑、瘙痒及脱皮。临床刺激性的发生与疗效无关,因此蒽林外用短程接触疗法。即用 0.5% 至 1% 蒽林霜外涂,每日 1 次,20 至 30 分钟后用矿物油清洗,再用肥皂水冲洗去除药物。前 2 周每日 1 次,每次 20 分钟,继 2 周每日 1 次,45 分钟洗去,以后可延长 1 小时。涂药后洗手,以免药物误入眼部。此疗法不用于眉及胡须部斑秃。

前列腺素类似物治疗斑秃前景如何

当斑秃累及睫毛时,患者会感到十分困扰,无论病因如何,前列腺素类似物是现有唯一可以治疗睫毛脱落的药物。有研究发现,比马前列素并不刺激产生新的毛囊,但可以使现有毛囊再生睫毛,并且使睫毛变长。其同样可以使处于生长期的毛囊增加来影响睫毛毛囊的生长周期,也可以使休止期毛囊重新进入生长期,并且抑制毛囊进入退行期。研究者们进行了一项预实验,将成人斑秃患者的皮损区域分为 A 区域和 B 区域,分别应用糠酸莫米松和比马前列素外用治疗,3 个月后,2 个区域都有缓解,但 B 区域效果更好。

(作者:易雪梅)

斑秃物理治疗

斑秃的物理治疗有哪些

斑秃是毛发的一种局限性的脱落。斑秃的物理治疗主要包括光化学疗法、308 nm 准分子激光、非剥脱性点阵激光、低能量激光、冷冻治疗等,具有操作简单、安全有效的特点,临床上广泛用于脱发性疾病的治疗。斑秃局部的物理治疗首要原则就是刺激毛囊的快速扩张,加速局部血液循环,使毛发尽快生长。因为毛囊恢复越快,头发生长越快,还能防止周围毛发的进一步脱落。所以在临床上,将物理治疗作为斑秃的辅助治疗,与其他药物治疗相结合可能显著提高斑秃的治疗效果。

308 nm 准分子激光治疗斑秃的机制及疗效如何

308 nm 准分子激光是由氯原子、氙原子在不稳定刺激时发生解离而出现的 308 nm 脉冲激光,其波长低于中波紫外线,是 UVB(户外紫外线)波段内穿透力较强的波长,又被称为超窄谱中波紫外线。其治疗斑秃的机制可能与诱导 T 细胞凋亡和抑制细胞因子有关。治疗频率约为每周 2 次。308 nm 准分子激光是

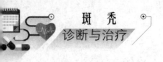

一种无创、安全、有效的斑秃治疗方法,与药物联合治疗可能效果更佳,但易引起皮肤干燥、色素改变,长期使用可能会造成光老化等。

补骨脂素紫外线疗法治疗斑秃的效果好吗

补骨脂素紫外线疗法(PUVA)可将斑秃受累毛囊处炎细胞浸润消除,促进毛发生长。研究指出,补骨脂素紫外线疗法应用于斑秃的治疗时具有较高的治疗有效率,为 60%～65%。然而,斑秃患者通过补骨脂素紫外线疗法治疗后极易复发,往往需维持治疗,导致暴露过高。照射前半小时脱发区外搽 8-甲氧基补骨脂素软膏,照射时将皮损的中央部位置于距光疗仪辐照中心 30 cm 处。初始剂量根据皮肤类型,一般定为 $1\sim2\ J/cm^2$,每照射 2～3 次增加 $0.5\sim1\ J/cm^2$,最大照射剂量不超过 $10\ J/cm^2$,每周照射 2 次,所有患者均使用护目镜,面部及无皮损部位用面罩或布料遮盖,秃发区有新发长出后逐渐减少补骨脂素紫外线疗法(PUVA)治疗次数,进行间断性治疗。

非剥脱性点阵激光治疗斑秃的作用机制是什么

非剥脱性点阵激光是介于有创和无创之间的一种激光治疗方式,其根据点阵式光热作用理论研发,该理论是传统的选择性光热作用理论的拓展和延伸。其特点是低点密度,高点能量,深穿透,少重复或不重复扫描,治疗点分布均匀。点阵激光产生阵列样的微小光束作用于皮肤,经靶色基"水"吸收激光能量后,在皮肤形成多个柱形结构的微小热损伤区(称微治疗区或微热损伤区),引起一连串的皮肤生化反应。点阵激光治疗斑秃的机制可能为:①诱导 T 细胞凋亡、减少炎症,促进毛发生长;②在真皮层形成多个微小热损伤孔,进行损伤修复,令毛囊周围淋巴细胞分散。治疗时,治疗头平行轻压皮面,治疗区域皮肤较为皱褶的稍微拉展然后轻压治疗头保证良好接触,每次发射一个脉冲,以皮肤轻微发红、发白、水肿为治疗终点;每 2 个光斑之间保证 20%的面积重叠。每 2 周治疗 1 次,共治疗 4 次,疗程共 8 周。

低能量激光治疗斑秃疗效如何

低能量激光(low level laser therapy, LLLT)是指功率密度低的红光或近红外光,本身具有促进伤口愈合、神经再生等作用。研究证实,波长 630～670 nm 的低能量激光可促使血管扩张和生长因子释放,促进毛囊增生。2007 年,LLLT 被美国食品药品管理局批准用于脱发性疾病的治疗,现已广泛用于雄激素源性脱发的治疗。低能量激光(LLLT)治疗脱发的机制可能是提高了毛囊角质形成细胞的增殖活性。具体用法为隔天照射 1 次,照射 15～30 分钟/天,连续使用 3 个月以上才可见到一定疗效。低能量激光(LLLT)治疗的不良反应较少,个别患者在照射

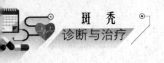

期间出现头晕、头皮瘙痒,以及机器重量导致的头皮压迫感。

针对斑秃的其他物理治疗有哪些

1. 冷冻治疗:采用无色、无臭、无腐蚀性、温度极低的液态氮气作为媒介,作用于头皮部位毛囊。其治疗斑秃的机制为局部皮损反复受到低温冷冻的寒冷刺激后,血管舒缩增加从而改善局部皮肤和毛囊的血液循环,增加营养供给,此外,还可刺激局部神经的传导,改善神经功能。具体方法为:用液氮棉签搽涂脱发区,使局部出现薄霜,待自然融化后重复冻融2～3次,至明显潮红为止,每周1次,4次为一疗程。但是,对于进行期的斑秃,难以控制病情的进展,疗效不能达到预期。

2. 红外线:直线偏振光红外线波长 600～1 600 nm 可穿透深层皮下组织,具有刺激毛囊再生和增加毛囊血供的作用,可作为轻型斑秃的治疗手段之一。

（作者:张　莹）

斑秃的传统药物治疗与生物治疗

哪类斑秃患者需要进行传统系统治疗呢

对于中重度的斑秃患者与一般治疗和局部治疗疗效欠佳的轻度患者,建议给予传统系统治疗。根据脱发面积占整个头部面积的比例(S)和头部以外体毛脱落的程度(B)及甲受累情况(N)来进行评估,从而确定其严重程度。S 代表头发脱落情况: S0 为无头发脱落,S1 为头发脱落<25%,S2 为头发脱落 25%~49%, S3 为头发脱落 50%~74%, S4 为头发脱落 75%~99% (S4a 为头发脱落 75%~95%, S4b 为头发脱落 96%~99%), S5 为头发脱落 100%;B 代表头发以外体毛脱落情况:B0 为头发以外无毛发脱落,B1 为头发以外部分体毛脱落,B2 为全身体毛全部脱落;N 代表甲受累情况:N0 为无甲受累,N1 为部分甲受累,N1a 为 20 甲营养不良(必须 20 甲全部受累)。一般认为脱发面积<25%为轻度,25%~49%为中度,≥50%为重度。临床我们实际根据患者的皮损程度进行评分后,再选取个体化的治疗方案。

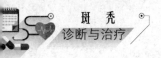
斑秃的传统系统药物治疗有哪些

斑秃治疗目的是控制病情进展、促使毛发再生、预防或减少复发,提高患者生活质量。充分的医患沟通和患者心理咨询对于斑秃治疗十分重要。针对单发型或脱发斑数目较少、面积小的患者可以随访观察,或仅使用外用药;针对脱发面积大、进展快的患者,主张早期积极治疗;针对久治不愈的全秃、普秃或匐行型斑秃患者,也可充分沟通后停止药物治疗。使用假发和发片也是一种合理的对策。其中,传统系统药物治疗一直占据重要地位,主要包括糖皮质激素、免疫抑制剂、复方甘草酸苷胶囊、抗组胺药物、JAK 抑制剂等。

斑秃患者治疗如何应用糖皮质激素

糖皮质激素:对于急性进展期和脱发面积较大的中、重度成人患者(S2 以上者多发性斑秃、全秃和普秃),可酌情系统使用糖皮质激素。口服一般为中小剂量,如泼尼松≤0.5 mg/(kg·d),通常 1～2 个月起效,毛发长出后按初始剂量维持 2～4 周,然后逐渐减药直至停用。也可肌内注射长效糖皮质激素(如复方倍他米松等),每 3～4 周 1 次,每次小于等于 1 mL(7 mg),可根据病情连续注射 3～4 个月,多数患者可取得良好疗效。系统使用糖皮质激素可在短期内获得疗效,但减量过快或停药后复发率较高,应缓慢减药。有时小剂量糖皮质激素(泼尼松<7.5 mg/d)需维持数月,若病情需要可在密切随访下小剂量维持更长疗程。治疗中应注意监测药物的系统不良反应并及时调整治疗。若系统使用糖皮质激素3~4个月后无明显疗效,应停止使用。对于儿童斑秃患者,应根据病情酌情谨慎使用系统糖皮质激素治疗。

哪类斑秃患者适合接受免疫抑制剂治疗

免疫抑制剂治疗对部分患者有效,但因其不良反应相对较多、费用相对较高及停药后复发率高等,临床不作为一线药物使用。病情较重的患者或不宜系统应用糖皮质激素或对糖皮质激素无效的患者,可酌情使用。主要药物为环孢素,口服剂量一般≤3 mg/(kg·d),也可联合小剂量糖皮质激素治疗,治疗期间应注意监测血药浓度及不良反应。

针对斑秃患者还有其他系统治疗手段吗

近年来,国内外有研究报道了一些新的药物或治疗方式对斑秃有一定疗效,例如口服JAK抑制剂、抗组胺药物(如依巴斯汀和非索非那定等)和复方甘草酸苷,但这些治疗的疗效及安全性还有待进一步评估。

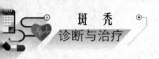
针对斑秃患者除药物治疗外还有其他的建议吗

30%～50%斑秃患者可以在1年内自愈,因此并不是所有患者都需要药物治疗。但斑秃的病程具有不确定性,若选择不治疗,需要和患者充分沟通并密切随访。此外,对于许多重症斑秃患者,脱发面积大、病程长、无自愈倾向,且对药物治疗效果差,考虑到长期药物治疗不良反应大,放弃药物治疗也是选择之一。可建议患者戴假发和发片进行遮饰,文眉可用于模拟缺失的眉毛。

国内外针对斑秃的最新生物治疗有哪些呢

Janus激酶抑制剂通过阻断JAK/STAT 信号转导通路减少炎性因子的生成与释放,从而减轻炎性介质对毛囊的攻击,使毛发再生。部分报道已初步证实Janus激酶抑制剂治疗斑秃的有效性和安全性,因此Janus激酶抑制剂可能成为一种治疗斑秃的新型有效方法。第一代JAK抑制剂包括托法替尼、鲁索利替尼、巴瑞克替尼和奥拉替尼。第二代JAK抑制剂的抑制作用具有更高的选择性,使其针对性更强且有更高的安全性,但目前还处于研究阶段。

JAK 抑制剂是斑秃治疗的意外之喜吗

JAK 抑制剂对斑秃治疗作用的首次报道,是患有其他适应证的患者经 JAK 抑制剂治疗时偶然发现的。2014 年,1 例 AU(全秃)并发银屑病的患者口服托法替尼治疗 8 个月后,不仅银屑病皮损较前减轻,头发、睫毛、眉毛及其他部位体毛全部再生。研究者们在证明托法替尼、鲁索利替尼对斑秃小鼠治疗有效后,报道 3 例斑秃患者口服鲁索利替尼 20 mg,2 次/d,3～5 个月后毛发几乎全部再生,且治疗前和治疗 12 周后的皮损活检结果显示,治疗后毛囊周围 T 淋巴细胞浸润减少,人类白细胞抗原(HLA)Ⅰ类和Ⅱ类表达均减少。自此之后,多项 JAK 抑制剂治疗斑秃相关的病例报道和临床试验结果先后发表,且大多采用国际通用的脱发严重程度评分工具(se-verity of alopecial tool,SALT)评分标准来评估斑秃患者治疗前后的脱发面积。

系统用 JAK 抑制剂治疗斑秃疗效如何

帕克等研究者们报道 32 例患重度斑秃(脱发面积大于 50%)的患者,经口服托法替尼后 75% 的患者出现毛发再生,但停药 2 个月内 5 例患者再次出现毛发脱落。麦凯等研究者们报道 8 例重度斑秃患者经口服鲁索利替尼 10～25 mg, 2 次/d,5～

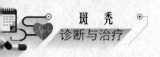

31 个月后 62.5％的患者 SALT 评分平均改善 98％。肯尼迪等专家们对 66 例重度斑秃患者进行了一项开放性试验,经口服托法替尼 5 mg, 2 次/d, 3 个月后 32％的患者 SALT 评分变化＞50％。研究者们进行了目前样本量最大的相关回顾性研究,90 例脱发面积大于 40％的斑秃患者经口服托法替尼 5 mg,2 次/d 后,58.5％的患者 SALT 评分变化＞50％,疗程中共有 8 例出现复发。研究者们为了比较鲁索利替尼和托法替尼的治疗效果,将 75 例脱发面积大于 30％的斑秃患者分为 2 组,分别口服鲁索利替尼 25 mg 和托法替尼 5 mg,2 次/d,共 6 月,发现两种药物疗效无明显差异,只不过鲁索利替尼起效时间更短。此外,研究者们报道 13 例指甲受累的斑秃患者经口服托法替尼 5 个月后,73.3％的患者甲损害较前改善。目前常用 JAK 抑制剂的口服剂量为:托法替尼 5 mg, 2 次/d;鲁索利替尼 20 mg, 2 次/d;巴西替尼 7 mg, 2 次/d,持续 6 个月后每晚剂量减量至 4 mg。

局部外用 JAK 抑制剂治疗斑秃疗效如何

虽然口服 JAK 抑制剂在斑秃治疗中显示出较好的疗效,但长期系统治疗可能会出现较多副作用。因此,基于治疗方法的安全性和针对性,局部应用 JAK 抑制剂可能是斑秃的理想疗法。研究者们已证实,外用 JAK 抑制剂可使斑秃小鼠在 4 周内出现毛发再生。然而,由于小鼠皮肤的厚度比人类更薄,药物更容易穿透皮肤并发挥药效,而人体皮肤外用的 JAK 抑制剂需要在浓度和配制方法上有所突破。目前,仅有少数与外用 JAK 抑制剂治疗斑秃相关的研究报道,且大多为儿童及青少年的应用病例。研究者们首次报道 1 例全秃患者于眉部和头皮外用 0.6% 鲁索利替尼乳膏 2 次/d,12 周后眉毛完全再生,10% 头皮毛发再生。巴亚尔等专家报道 6 例儿童斑秃患者经外用托法替尼和鲁索利替尼后,4 例出现毛发再生,其中无明显疗效的 1 例患者经改用 2% 托法替尼乳膏的脂质体制剂后出现了毛发再生。皮泰曼等专家报道 11 例 4~16 岁的斑秃患者经外用 2% 托法替尼乳膏 2 次/d,平均 34.5 周的疗程后 8 例患者 SALT 评分较前明显改善。博哈里等专家对 16 例全秃患者进行了一项前瞻性随机对照研究,发现 2% 托法替尼乳膏疗效优于 1% 鲁索利替尼乳膏,但次于 0.005% 丙酸氯倍他索乳膏。

JAK 抑制剂治疗斑秃总体效果怎样

近期,专家们对目前 30 例研究中共 289 例斑秃患者使用 JAK 抑制剂的疗效进行了总结,发现 JAK 抑制剂的有效率为 72.4%,起效的平均时间为 (2.2±6.7) 个月,毛发完全再生的平均时间为 (6.7±2.2) 个月。随访患者中共有 37 例于停止治疗后复发,平均复发时间为 2.7 个月。有趣的是,JAK 抑制剂的疗效与患者的年龄、性别、病程、斑秃类型、JAK 抑制剂种类等并无差异,仅发现口服制剂的疗效明显优于外用制剂。因此,对于轻至

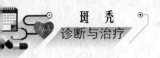

中度的斑秃患者,特别是儿童或青少年,JAK 抑制剂的局部治疗可作为一线治疗或辅助治疗,而对于中至重度的斑秃患者,系统治疗才能达到较好的疗效。

JAK 抑制剂的不良反应有哪些呢

　　JAK 抑制剂确实具有治疗斑秃的前景,但由于患者需要长时间口服药物以维持毛发生长,长期使用的安全性研究是必不可少的。目前研究表明,JAK 抑制剂最常见的不良反应包括感染(24.6%)、头痛(14.4%)、痤疮(7.8%)、乏力(6.7%)、过敏反应、胃肠道反应和体重增加等。由于 JAK 抑制剂在免疫抑制的同时削弱了 IFN 及 NK 细胞的肿瘤监测功能,故长期服用可能会增加肿瘤的发病风险。

　　化验指标异常包括血脂异常(11.8%)、氨基转移酶升高(1.6%)、白细胞减少(1%)、血红蛋白减少、红细胞减少、中性粒细胞减少、血小板减少、血清肌酐增加等。除此之外,也有个别患者出现肺结核、带状疱疹、播散性传染性软疣等的相关报道。因此,有肝肾功能异常的患者需谨慎使用 JAK 抑制剂,且长期服药的患者需长期监测血常规、肝肾功能等化验指标,并定期排查肿瘤和结核。

JAK 抑制剂是否适用于特殊人群

妊娠期与哺乳期患者、儿童患者、恶性肿瘤患者、各类感染患者(包括细菌、病毒、结核感染等)及疫苗接种患者等特殊人群,如何合理、有效、安全地使用生物制剂始终是临床医生极为关注的问题。目前,尚无针对 JAK 抑制剂应用于特殊人群的疗效和安全性研究,有待今后进一步的循证医学证据来支撑。

JAK 抑制剂的临床应用前景如何

JAK 抑制剂具有起效迅速、疗效肯定、耐受性较好的优点,为临床医生对斑秃的治疗提供了新的选择,但相对较高的价格可能会限制其在临床上的研究和应用。此外,JAK 抑制剂的远期疗效和安全性还需大样本的临床研究,制定最佳的治疗方案也尤为重要,幸运的是,目前一些相关的临床试验正在进行中。

(作者:陆家晴)

斑秃中医治疗

中医治疗斑秃有什么优势

斑秃是临床常见皮肤病之一,自身免疫、内分泌紊乱、情感应激、遗传等可能与之发病相关。斑秃有损外貌,给患者带来不少消极情绪和压力,降低其生活质量。中医在慢性病治疗方面具有独到见解、独特治疗方法和确切疗效。中医擅长从整体出发,辨证论治,能够把斑秃患者出现的症状按中医理论分成若干个证型,对证施治,从全身调理,随证加减,多靶向治疗,清除引起脱发的病因,迅速控制脱发,促进头发生长。中医治疗斑秃由来已久,发展至今,积累了众多验方,如斑秃丸、养血生发方、七宝美髯丸、生发酊等内服及外治验方。正是因为名家生发验方治疗斑秃的有效性及安全性突出,现代医学对其中的常用药材做现代药理分析研究,发现当归、何首乌、熟地、川芎、枸杞子、黄芪、菟丝子、女贞子等是许多治疗斑秃的中医验方、经方、时方中常用到的药材。其中,黄芪具有双向的免疫调节作用,而这个作用与西医所明确的斑秃是自身免疫功能的紊乱所致不谋而合。黄芪还具有血管扩张的作用,尤其是用黄芪等药材配制的外用药剂,可以改善人体局部的微循环,促进机体的新陈代谢,在毛囊部则可以有力地促进毛发的生长。综上所述,中医中药因对斑秃治疗疗效佳、效果稳固、副作用小的独到优势,成为人们进行斑秃治疗时的重要途径。

斑秃的中医辨证分型有哪些

1. 血热风燥证:突然脱发成片,偶有头皮瘙痒,或伴头部烘热;心烦易怒,急躁不安;苔薄,脉弦。病机:血热内蕴,热盛生风,故觉头皮烘热或瘙痒,风热相扰,上窜巅顶,发根不固,风动发落。以凉血熄风,养阴护发为治则,常用方药为四物汤合六味地黄汤加减。若风热偏胜,脱发迅猛者,宜养血散风、清热护发,方用神应养真丹。

2. 气滞血瘀证:病程较长,脱发前先有头痛、头皮刺痛或胸胁疼痛等自觉症状,继而出现斑片状脱发,久之则头发全秃;常伴有夜多噩梦,烦躁易怒,或胸闷不畅,胸痛胁胀,喜叹息,失眠;舌质紫暗或有瘀斑,苔少,脉弦或沉涩。病机因肝主疏泄,调畅气机,情志抑郁,忧愁恼怒,损伤肝气,气机不畅,因气为血之帅,血为气之母,气行则血行,气滞则血瘀,故出现气机逆乱,气血失调,形成气滞血瘀证,血瘀毛根发窍,血不养发则脱发。以通窍活血为治则。常用方药为通窍活血汤加减。

3. 气血两虚证:多在病后、产后或久病脱发,脱发往往是渐进性加重,范围由小而大,数目由小而多,头皮光亮松软,在脱发区还能见到散在性参差不齐的残存头发,但轻轻触摸就会脱落,伴面色淡白或萎黄、心悸、神疲乏力、气短懒言、头晕眼花、嗜睡

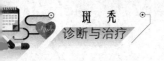

或失眠。舌质淡红,苔薄白,脉细弱。病机发为血之余,产后或久病重病气血耗损,血虚不能荣养毛发,发根失养,如无源之水、无根之木,毛根空虚至毛发成片脱落。以益气补血为治则。常用方药为八珍汤加减。

4. 肝肾不足证:病程日久,平素头发枯黄或灰白,发病时头发呈大片均匀脱落,甚至全身毛发尽脱,或有脱发家族史。常伴有腰膝酸软、头昏、耳鸣、目眩、遗精滑泄、失眠多梦、畏寒肢冷,月经量少,舌淡苔薄或苔剥、脉细或沉细。病机:肝肾阴虚,阴火偏盛,肝藏血,肾藏精,阴虚火旺,灼伤精血,精血不能上养发根,发根空虚,毛发不生。以滋补肝肾为治则。常用方药为七宝美髯丹加减。

斑秃患者常用的口服中成药有哪些

1. 薄芝片:每片含薄盖灵芝菌发酵液干浸膏 0.16 g;具有滋补强壮、扶正培本、调节中枢神经之功,能提高机体非特异性免疫能力,增强网状内皮细胞的吞噬能力,显著提高耐缺氧能力,还有镇静安眠、缓解紧张情绪等效果,对斑秃有较好的疗效;每次 4 片,口服,每日 3 次。极少数患者有胃部不适或短时欲睡感,随继续治疗而自行消失。

2. 生发丸:由制何首乌、补骨脂(盐制)、牛膝、当归、茯苓、枸杞子、菟丝子(盐制)、女贞子、墨旱莲、桑椹、黑芝麻、熟地黄、桑寄生、核桃仁、沙苑子、蛇床子、紫河车、骨碎补、黄芪、黄精(制)、五味子、灵芝、地黄、侧柏叶、苦参、山楂制成。有填精补血,补肝滋肾,乌须黑发之效。用于肝肾不足所致须发早白,头发稀疏、干枯,斑秃脱发者。口服,6 g/次,3次/天。

3. 乌鸡白凤丸:由乌鸡(去毛爪肠)、鹿角胶、醋鳖甲、煅牡蛎、桑螵蛸、人参、黄芪、当归、白芍、醋香附、天冬、甘草、地黄、熟地黄、川芎、银柴胡、丹参、山药、芡实(炒)、鹿角霜制成。有补气养血、活血化瘀、理气通络之效。适合气滞血瘀或肝肾不足型斑秃患者。口服,1丸/次,2次/天。

4. 精乌胶囊:成分为制何首乌、黄精(制)、女贞子(酒蒸)、墨旱莲。有补肝肾,益精血,壮筋骨之效,用于失眠多梦、耳鸣健忘、头发脱落及须发早白者。口服,6粒/次,3次/天。可能引起肝生化指标异常,肝功能不全者禁用,孕妇禁用。

5. 贞芪扶正胶囊:成分为黄芪、女贞子等。有补气养阴之效,用于久病虚损、气阴不足型斑秃。口服,6片/次,2次/天。不良反应尚不明确。

6. 养血生发胶囊:成分为熟地黄、当归、羌活、木瓜、川芎、白芍、菟丝子、天麻、制何首乌。有养血祛风,益肾填精之效,用于血虚风盛、肾精不足所致的脱发,症见毛发松动或呈稀疏状脱落、毛发干燥或油腻、头皮瘙痒、斑秃、全秃、脂溢性脱发与病后、产后脱发。口服,4粒/次,2次/天。可能出现恶心、呕吐、厌食、食欲缺乏、口干、口苦、腹痛、腹泻、腹胀、胃痛、胃胀、胃不适、反酸、胃灼热感、便秘、尿黄、目黄、皮肤黄染等表现,转氨酶升高等肝生化指标异常。

7. 除脂生发片:成分为当归、牡丹皮、川芎、白鲜皮、蝉蜕、地

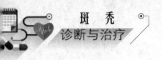

黄、苦参、地肤子、防风、何首乌(制)、荆芥、僵蚕(麸炒)、蜈蚣。有滋阴、养血、祛风、活络、止痒、除油脂之效,用于脂溢性脱发,头皮瘙痒,落屑,油脂分泌过多症。口服为一次6～8片,一日3次,小儿酌减。

8. 活力苏口服液:成分为制何首乌、淫羊藿、黄精(制)、枸杞子、黄芪、丹参。有益气补血、滋养肝肾之效,用于年老体弱,精神萎靡,失眠健忘,眼花耳聋,脱发或头发早白属气血不足、肝肾亏虚者。口服,一次10 mL,睡前服。

斑秃患者常用的外用中药涂剂有哪些

1. 神奇生发露:取人参10 g、补骨脂15 g、桑椹15 g、蛇蜕3 g、珍珠粉6 g,提炼出60 mL的水溶液,制冷;用樟脑5 g加入95%的酒精40 mL溶解后,再加入提炼出的60 mL水溶液即可。每日早晚各搽1次。有益气补血、滋肝补肾祛风之效,适应各种证型的斑秃的患者。不良反应及禁忌尚不明确。

2. 5%～10%斑蝥酊:选取南方大斑蝥干燥体50 g、100 g,分别浸泡于75%酒精1 000 mL配置成5%～10%浓度的斑蝥酊。1周后过滤虫体,取上清液备用。有破血逐瘀,攻毒散结之效,适合各种证型的斑秃患者使用。斑蝥酊有一定的刺激性,常见的不良反应有瘙痒、疼痛、红斑、肿胀、水疱、糜烂。

3. 双花二乌酊:取芫花、红花、制川乌、制草乌、细辛、川椒各10 g,与75%酒精500 mL共置密闭容器内浸泡1周备用。用药棉蘸药液稍用力搽患处,至头皮发热、发红为度。1日4次。有辛温通络、活血化瘀,改善局部微循环,促进新发再生之效,适合各种证型的斑秃患者。

4. 鲜毛姜(或生姜):切片,烤热后涂擦脱发区,每天数次。

5. 10%补骨脂酊:成分为补骨脂、75%酒精;有活血化瘀,促进局部血液循环,营养毛发之效,可用于治疗斑秃。每日2次外涂脱发区。

6. 10%辣椒酊:取尖辣椒3～5只,放在250 mL 75%酒精中,密封7天即成。用它涂抹患处即可发生效用。

中医特色外治疗法治疗斑秃的机理是什么

中医特色外治疗法在治疗斑秃等慢性病中发挥着独特的作用,其原理主要是通过人工或物理因素对人体局部直接作用和(或)对神经、体液的间接作用引起人体反应,从而调整和改善血液循环,加快新陈代谢,促进对细胞组织的修复,调节神经系统的功能,提高免疫功能,消除致病因素,改善病理过程,达到治病目的。

中药头浴治疗斑秃的机理是什么

中药头浴疗法亦称"水疗",是指先将中草药制成煎剂过滤

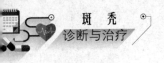
去渣后,再将煎液加入浴盆中进行头部浸浴的一种治疗方法。其借助药物的温暖氤氲之气,由表及里、通透润燥、温通经络、畅通气血,从而对机体发挥治疗效应。现代药理证实,药浴后能提高血液中某些免疫球蛋白的含量,能扩张皮肤的毛细血管,改善局部微循环,促进新陈代谢,加速患处组织的修复,促进皮损的消退,是值得推广的方法。目前用中药头浴治疗斑秃的疗程虽然较长,但方法简便,价格便宜,疗效确切,毒副作用较小,缓解期长,适用于各型斑秃患者。皮疹有破损、渗出时,不宜使用。

滚针治疗斑秃有什么优势

滚针疗法是皮肤针的一种,滚针由装有许多短针的滚轮和手柄两部分组成,其上固定的短针数量一般在30根以上,此疗法特别适用于大面积、长距离皮肤的针刺治疗。治疗斑秃时在脱发部位往返滚刺至皮肤潮红或微有出血。运用皮肤针刺激皮部是"内病外治"或"外病外治"的重要手段,而滚针通过大面积对皮部的刺激,发挥调节脏腑经络、调和阴阳气血之功效,操作简便、省力,是一种理想的皮部疗法,适用于各型斑秃。

火针治疗斑秃的作用机理是什么

火针疗法是将特制的火针或毫针在火上烧至发红或发白

后,快速点刺人体一定部位或穴位,以治疗疾病的一种针灸疗法。主要通过温通经络、活血行气、激发脏腑功能以平衡阴阳气血,起到标本同治的效果。火针通过腧穴将热直接导入人体,直接激发阳气,温通经络。同时,通过灼烙人体腧穴腠理而开启脉络之外门,给贼邪出路,活血行气,祛瘀生新,达到治病祛邪之目的。研究表明,火针能够抑制炎症细胞表达和神经元细胞凋亡,促进神经再生及修复,调节机体内分泌和神经系统,提高机体免疫能力,使毛囊周围小血管数目增加,使毛囊细胞分裂活动增加,恢复毛囊功能,促进毛发再生。适用于各型斑秃。

梅花针治疗斑秃的操作方法及作用机理是什么

梅花针属于皮肤针的一种,因针柄的一端装7枚小针,状如梅花,故又称七星梅花针。操作方法:局部皮肤消毒后,采用弹刺手法,以拇、中指为主,再以无名指、小指将针柄尾部固定于小鱼际处握住梅花针针柄的后半段,食指伸直压于针柄后段上方,扣刺时利用手腕部灵巧弹力,针尖与皮肤表面垂直,当二者接触时一击即起,利用针柄的弹性,快速弹离,上下颤动,如弹跳式。梅花针从脱发区边缘开始,作圆形呈螺旋状向中心区叩刺,中度刺激为主,力度适中均匀,连续扣刺,根据治疗需要及患者耐受度和敏感度,以患处皮肤出现潮红或微出血为度。轻刺脱发区,人体皮肤表层上的知觉神经末梢受刺激后传导于中枢神经,中枢神经产生并发出向外反射力量,引起兴奋作用;而重刺时,因

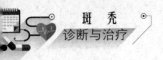

使皮肤表层组织受到损伤,知觉神经受刺激后传导于中枢神经,其展开自救,则发出保护性的条件反射,即抑制作用产生。适当的疼痛感,可以刺激皮肤的浅表神经末梢网,疏通经络,加速局部血液循环,增强内分泌,调整身体内部支配脏器的交感神经、副交感神经,促进机体营养吸收,活跃细胞,助长新陈代谢,刺激周身各部分神经,发生强弱不同的兴奋、抑制作用,气血畅通,纠正了体内异常变化,身体各部分恢复正常,达到阴阳平衡,起到活血散瘀、补益气血、祛风等作用。此疗法具有安全有效、操作简便、适应范围广等优点,因此受到广大患者的欢迎,临床应用较为广泛。适用于各型斑秃。

毫针针刺治疗斑秃有效吗

毫针针刺是根据患者病情进行辨证取穴,活血通络、祛瘀生新、改善循环、调节分泌从而促进毛发再生。针刺虚补实泻,调节脏腑经络,平衡阴阳气血,具有调节机体内分泌和免疫系统的功效。对机体产生良性的调节作用,改善功能状态,促进局部组织和机体的新陈代谢,进而影响全身各生理功能系统,尤其是防卫、免疫功能。适用于各型斑秃。

艾灸是怎样治疗斑秃的

　　灸法是传统医学中极为重要的一种疗法,是人类文明进步的产物。灸法的诞生,是在人类掌握了用"火"的技术基础上,从火灼伤人发展而来的。治疗时皮肤常规消毒,将艾条一端点燃,对准脱发区或穴位距皮肤 1.5 cm 左右施灸,使患部有温热感而无灼痛,以皮损区或穴位局部皮肤红润为度。艾灸有温通经络、活血化瘀的功效。施灸所用的艾草,来源广泛,价格便宜;治疗时,取穴简单,便于记忆,方法易于掌握,具有防病、治病的双重功效。但是艾灸烟味较大,恐为其推广治疗的阻力之一。适用于各型斑秃。

穴位埋线疗法治疗斑秃的作用机理是什么

　　穴位埋线疗法是一种新兴的穴位刺激疗法,是针灸疗法在临床上的延伸和发展,是医学型材料与经络学说相结合的产物。穴位埋置治疗斑秃是在中医理论的指导下,以脏腑气血经络理论为基础,把可吸收线体埋植在相应腧穴和特定部位,利用其对穴位持续刺激作用,调整脏腑气血功能,达到治疗疾病的目的。线体埋入机体后,逐渐液化、吸收的过程为异体蛋白刺激人体的过程,有增强免疫功能的效应,提高机体的应激能力和营养代

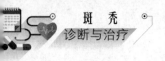

谢。此疗法是一种综合效应的穴位刺激疗法,是将穴位封闭、针刺、放血、留针、组织疗法综合效应于人体的复合性治法,具有协调脏腑、平衡阴阳、疏通经络、调和气血、补虚泻实、扶正祛邪、增强机体免疫力的作用。具有作用时间长、疗效持续、痛苦小、患者依从性好、费用适宜等显著的优势。适用于各型斑秃。

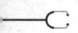除中药涂擦法、中药头浴法、针灸等疗法外,还有哪些中医外治法可以治疗斑秃

1. 游走罐:走罐疗法是将走罐的部位事先涂抹润滑剂或药油、药膏等,在局部快速推拉罐体,对人体皮肤产生机械物理刺激,集拔罐、温灸、按摩、刮痧等诸多功效于一身。以疏通经络、调畅气血、养血润肤,为毛发提供良好的生长条件与环境。适用于全秃或普秃患者。

2. 穴位注射:穴位注射是一种常用的辅助治疗手段,它依据患者所得疾病辨证选取穴位,将药物按照一定剂量和疗程注射到腧穴内,联合发挥腧穴的治疗作用和药物的药理作用,从而治疗疾病。相比于传统的针刺治疗方法,具有减少用药量、缩短治疗周期的优势。取双侧肝俞穴、膈俞穴、阿是穴(斑秃部)。操作时,患者选取俯卧位,用碘附将穴位消毒,取 2.5 mL 注射器抽取当归注射液,选恰当角度、深度无痛快速刺入穴位,待回抽无血后再缓慢注入药物。肝俞为肝之背俞穴,可调肝补血;膈俞为八会穴之血会,可活血通脉。当归注射液的成分是当归、川芎、红

花,这3种药物结合具有补血活血、行气、通经之功效。同时可以长时间刺激穴位,发挥穴位的特异性而调理脏腑气血。适用于各型斑秃。

3. 挑治:选取耳尖部位,用手轻轻揉捏耳部,使局部充血。用三棱针或采血针对准耳尖穴行挑治疗法,使出血量达8～10滴,最后用干棉棒压迫局部。具有活血化瘀、引邪外出、祛瘀生新等作用。可改善皮损局部血液循环,促进毛发生长及调理全身气血。适用于各型斑秃。

4. 耳穴压丸:耳穴压丸疗法是用胶布将王不留行籽粘贴于特定的耳穴,每次贴一侧3～5个耳穴,3～7天(夏季2～4天)更换另一侧。患者每日自行按压数次以加强穴位刺激,强度以耐受为度。耳与经络、脏腑有着密切的关系,在耳郭上选取有祛风止痒、通经活络等功效的穴位或有病理反应的阿是穴予以贴压,可调节脏腑、气血,疏通经络。适用于各型斑秃。

(作者:张　莹)

斑秃的分型治疗

斑秃中医分型及经典治疗方有哪些

目前对斑秃的中医辨证分型尚无统一标准。中医认为肾主精,其华在发,肝藏血,发为血之余,毛发生长依赖精血的充养,故认为肝肾不足、精血亏虚是斑秃的基本病机,逐渐趋于以肾虚、血虚、血瘀论治,治疗上多以补益肝肾、益气养血、活血化瘀为主。陈德宇主编的《中西医结合皮肤性病学》,将斑秃分为血热风燥证、气滞血瘀证、气血亏虚证、肝肾不足证四型,分别以凉血消风散、逍遥散合桃红四物汤、八珍汤、七宝美髯丹为基础加减治疗。

国外针对不同类型斑秃有哪些推荐的治疗方案

对于局灶型皮损,一线治疗为年龄<10岁,局部外用糖皮质激素加(减)局部米诺地尔溶液;年龄>10岁,皮损内注射糖皮质激素加(减)局部外用米诺地尔溶液。二线治疗为局部免疫疗法(DPCP)。三线治疗为地蒽酚。四线治疗为局部PUVA光化学疗法、308 nm准分子激光以及其他方法。对于泛发型皮损,快速进展期,建议口服泼尼松龙 0.5～0.8 mg/(kg·d),连续 2 个月,此后逐渐减量;加(减)局部外用糖皮质激素,加(减)局部米诺地尔溶液;间歇性系统应用糖皮质激素冲击治疗。慢性期建议:一线治疗,局部外用糖皮质激素联合局部外用米诺地尔溶液;二线治疗:局部免疫治疗(DPCP);三线治疗,间歇性系统糖皮质激素冲击、局部 PUVA 治疗、硫唑嘌呤以及其他手段。

斑秃分类中有哪些值得注意的特殊类型

重症斑秃是指脱发面积大于头皮面积 30%,在美国斑秃总发病率约 20.2/100 000,全秃和普秃发病率低,占所有斑秃患者 3.5%～30%。无论接受治疗与否,超过 50% 的斑秃患者可以在 1 年内完全恢复。仅有 5% 的斑秃患者可以发展成重症斑秃,而且这种患者完全恢复的概率低于 10%。重症斑秃发率病低,但严重影响患者生活质量,目前针对该病的治疗方法和药物很多,但疗效并不确定。儿童斑秃是皮肤科常见疾病之一,儿童皮肤稚嫩,需注意药物及治疗操作的选择。

治疗儿童斑秃有哪些方法

儿童斑秃包括局部治疗、系统治疗、物理及光化学疗法。局部治疗包括糖皮质激素治疗、局部皮损内注射激素治疗、外用米

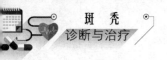
诺地尔、外用免疫疗法、外用地蒽酚及外用钙调磷酸酶抑制剂；系统治疗包括糖皮质激素、复方甘草酸苷、白芍总苷(TGP)、免疫抑制剂、新型生物制剂；物理及光化学疗法包括光化学疗法(PUVA)、308 nm 准分子激光疗法。

儿童斑秃患者如何外用激素类软膏

外用激素软膏更适于儿童斑秃的轻型患者。有学者提出，初期应使用强效激素，待起效后，可换用中强效激素，而且外用治疗疗程最少 3 个月，必要时可维持治疗。本方法的副作用有局部毛囊炎、毛细血管扩张及皮肤萎缩。

局部皮损内注射激素治疗儿童斑秃是否值得推荐

局部皮损内注射激素治疗会在治疗过程中产生疼痛，故不适用于 10 岁以下患儿。年长患儿应用时可同时加用局麻药。本方法也不适用于全秃及普秃患者。副作用包括注射局部疼痛、皮肤凹陷性萎缩、色素减退。若注射于眼周，还可能诱发青光眼、白内障、视网膜病变等并发症。

米诺地尔是否可以外用于儿童斑秃患者

米诺地尔可外用于儿童患者,但仅限于 2‰的米诺地尔。不适用于全秃及普秃患者。外用米诺地尔可能产生的副作用包括局部多毛症、刺激性接触性皮炎、低血压及心动过速。

外用免疫疗法对儿童斑秃患者效果如何

外用免疫疗法可用于儿童,对于慢性多灶性(包括全秃或普秃)应用局部激素治疗无效者均可适用。因致敏剂有光敏性,故应用后需避光 24~48 h,且连续使用 6 个月以上无效者,应停止使用。本方法的副作用包括局部接触性皮炎,颈部、枕后淋巴结肿大,诱发荨麻疹,局部色素异常。

什么情况下地蒽酚可以应用于儿童斑秃患者

地蒽酚可外用于儿童重症斑秃患者。本方法的副作用包括毛囊炎、接触性皮炎、色素沉着和局部淋巴结肿大。

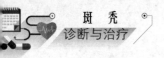

钙调磷酸酶抑制剂可否外用于儿童斑秃患者

外用钙调磷酸酶抑制剂安全性好,故可用于儿童斑秃患者的治疗,但临床疗效仍需进一步观察。

系统应用糖皮质激素治疗儿童斑秃的效果如何

近期有文献称,对于年长儿童重度斑秃患者,早期应用静滴甲泼尼龙[8~10 mg/(kg·d),连续 3 天,1 次/月,平均 5 次]冲击治疗可明显提高疗效,减少复发。因系统应用激素可造成儿童生长发育异常,故此法儿童患者慎用,必要时可在充分告知患儿家长风险的情况下谨慎应用,并密切随访。

儿童斑秃患者什么情况选用复方甘草酸苷

复方甘草酸苷在儿童斑秃治疗中运用较为广泛,临床上多与局部外用药联合应用。此药与糖皮质激素相比,不良反应少,偶见浮肿、蛋白尿等,停药后均可消退。此药是一种双向的免疫调节剂。有抗炎、调节免疫、抗变态反应、类固醇样作用。

白芍总苷是否推荐应用于儿童斑秃患者

白芍总苷(TGP)是从白芍干燥根中提取的有效成分,可多种途径抑制自身免疫反应,有助于免疫细胞的增殖、免疫活性物质的产生,具有低浓度促进和高浓度抑制的双向调节作用。已有学者称,口服白芍总苷与复方甘草酸苷联合治疗儿童斑秃,口服 12 个月,治疗有效率为 81.67%,且无明显不良反应。可考虑此方法应用于儿童重症斑秃(包括全秃、普秃)患者的治疗。

免疫抑制剂可否用于儿童斑秃治疗

有学者应用氨甲蝶呤治疗 13 例严重儿童斑秃患者,有效率 38.4%。环孢素 A 能有效抑制 IL-2 的生成,减少 T 细胞的增殖与活化。口服环孢素 A 可见毛发再生明显,外用无效。鉴于硫唑嘌呤、环孢素 A、氨甲蝶呤等药物的副作用,故不建议适用于儿童斑秃患者的长期治疗。

儿童斑秃患者应用新型生物制剂的效果如何

新型生物制剂因试验患者样本量较少,故本类药物在儿童

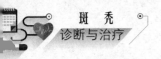
斑秃患者中的临床疗效及安全性仍需进一步观察。

物理及光化学疗法是否适合儿童斑秃患者

光化学疗法(PUVA)因严重不良反应存在潜在致癌性,故不适于儿童斑秃长期治疗。目前推荐 308 nm 准分子激光为治疗儿童顽固性局灶性病例的辅助方法。

重症斑秃的系统治疗有哪些选择

(1) 糖皮质激素:系统应用糖皮质激素治疗斑秃存在较大争议。国内外很多学者使用糖皮质激素口服或静脉冲击治疗,但考虑到其副作用且停药后易复发,故仅用于一般方法治疗无效的全秃、普秃或急性起病、迅速进展为弥漫性脱发的患者。

(2) 环孢素:环孢素能有效抑制 IL-2 的生成,减少 T 细胞增殖与活化。器官移植及自身免疫性疾病患者口服环孢素后出现多毛情况,提示此药具有促进毛发再生的作用。

(3) 氨甲蝶呤(MTX):有学者认为 MTX 无论单用还是联用糖皮质激素,都是治疗重症斑秃安全有效的方法(平均剂量 20 mg/周,总有效剂量 180 mg,累积剂量 1 000~1 500 mg 疗效最好)。有学者评价 MTX 及其联合口服中小剂量泼尼松治疗严重斑秃疗效,认为 MTX 联合中小剂量糖皮质激素口服治疗严重斑秃有效,耐受性好,但需长期维持治疗。

外用药物在重症斑秃治疗中有什么不同

二苯基环丙烯酮(DPCP)是一种接触致敏剂,近年外用治疗重症斑秃,取得较好疗效;地蒽酚有抗炎症和免疫抑制作用,外用常用浓度为0.5%～1%。起效时间为3个月,若无效,则停止使用。DPCP与地蒽酚联用,毛发再生时间缩短,其他部位毛发(眉毛、睫毛、胡须)再生率高。副作用如毛囊炎、色素沉着。慢性重症斑秃,外用药联合治疗优于单独疗法。

除系统口服药物治疗外还有哪些手段可以治疗重症斑秃

(1) 生物制剂可以应用于重症斑秃,阿达木单抗肿瘤坏死因子 TNF 在斑秃的病理过程中扮演多种角色,TNF 在体外抑制毛发生长,但其抗体可以间接作用于其他细胞因子诱发斑秃;白介素-2 在一项前瞻性、开放性的研究发现:5 例重症斑秃患者(其他治疗无效),给予皮下注射 IL-2(150 万 IU/d),疗程 5 天,在第 3、6、9 周增加剂量至 300 万 IU/d。结果说明 IL-2 可以促进调节 T 细胞的数量,进一步促进毛发生长。

(2) 干细胞教育疗法:患者血液在密闭循环系统内进行单核

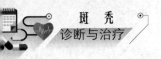
细胞分离,使其与人类脐带来源的多能干细胞短期接触后,再回输入这些受"教育"的细胞入患者体内。在这一开放性的临床Ⅰ/Ⅱ期试验中,9例重症斑秃患者(平均病程5年)接受治疗,结果发现这些重症斑秃患者头发明显再生且生活质量明显提高。

(作者:于 波)

斑秃的心理治疗及护理

引起斑秃的社会、心理因素有哪些

1. 一般认为斑秃与社会、心理因素有密切联系。研究表明，斑秃患者在发病前曾受过精神刺激或创伤等情况的占患者总数的1/3。这些社会、心理影响因素大致可分为以下3类：

① 个人因素：例如学业紧张、恋爱受挫、不安于本职、经商失败、身患顽疾性格急躁、用眼不卫生、视力易疲劳睡眠不足等；

② 家庭因素：如生活纠纷、家务繁重、经济拮据、子女问题、身边亲人得重病等；

③ 工作因素：如工作繁忙、压力大、频繁出差等。

以上因素常造成患者精神紧张、情绪压抑、忧郁焦虑。这些都可能引起患者免疫功能障碍以及毛发生长暂时性的抑制，从而导致斑秃的发病。

2. 如果详细询问病史，会发现绝大多数患者病前可能有负性生活事件，负性生活事件可导致斑秃的发病，斑秃易引起患者紧张、焦虑、自卑等，这些负面情绪反过来又加重病情，并形成恶性循环，从而使斑秃久治不愈。大多数患者随着负性情绪的消失、心理状态的转变，毛发慢慢开始生长，从纤细的毛发逐渐长成白发，最后变成黑发而痊愈。

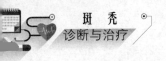

在相当多的病例中可追问到患者曾受到过较明显的心理社会因素的影响,但是也有一部分患者没有这方面的明确病因,查不到任何诱因,而突然发生斑秃。所以迄今为止,只能认为心理社会因素与斑秃的发生、发展有很大程度的相关性而不能认为它是斑秃发病的必然原因。

3. 特殊的个性特征,比如内向、多疑、对他人的言行反应过于敏感、性情急躁、自尊心强、心胸狭窄、脾气倔强、争强好胜、好生闷气、心理承受能力差等。当遇到挫折或受到不公平待遇时难以自我解脱,可诱发斑秃或使病情加重。

斑秃对患者心理有哪些影响

爱美之心人皆有之,头发是美的外表象征之一。斑秃引起患者的心理反应非常强烈,女性患者更为着急,求治心切,常想尽一切办法,不惜一切代价,希望尽快治愈。心理变化主要如下。

1. 紧张、焦虑。斑秃发生后,患者常担心受到他人的讥笑和社会的歧视,害怕影响社交、工作,常常紧张、烦躁、焦虑,甚至彻夜不眠。

2. 自卑患者对他人的看法特别敏感、特别在意,不愿在公众场合露面,不愿与人交往,变得不自信,性格也会由此变得内向。

3. 抑郁多见于全秃、普秃患者,因久治不愈、疗效差,患者易产生沮丧、悲观、失望、抑郁的心理,甚至产生敌对、愤怒的情绪,更有甚者会产生自杀的念头。

斑秃患者的心理治疗包括哪些方面

因为斑秃的发生、发展和愈后与心理因素关系密切,所以对患者进行心理治疗就显得十分重要。

1. 支持性心理治疗:耐心倾听患者对病史的叙述,理解和同情患者对斑秃的内心感受,用热情、友好的话语与其交谈。男性往往把所有的压力都自己承担,很少向家人或者朋友表达。其实,释放压力最好的方法就是倾诉,把自己的压力、困境、难处向信赖的人倾诉,既能缓解自己紧张的情绪又能树立信心。在了解完病史后,医生对患者予以必要的支持、鼓励、安慰,并以明确的方式向患者解释大多数圆形脱发在半年至一年内是可以自行痊愈的,其他类型的斑秃也可以在积极接受治疗后出现好转,以消除患者不必要的担心和忧虑。

2. 合理情绪疗法及认知疗法:对存在不合理信念导致陷入不良情绪体验之中的患者,医生应热情相待,并注意仔细观察患者的言行举止、表情行为等,从侧面了解其工作、生活及学习等情况,尽可能找出其产生负面情绪的根源,指出其不合理信念是不现实的、不合乎逻辑的,也是没有根据的,使患者用较为合理的思维方式代替不合理的思维方式,促进斑秃的痊愈。在很多时候,尤其是在选择时,很容易犹豫不决,生怕走错了方向、浪费了时间,造成更加沉重的精神压力。实际上,很多事情难以两全

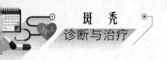

其美,学会取舍是人生的一大哲学,也是减轻自身压力的最好方法,也能缓解脱发症状。

3. 行为指导疗法:常在过度劳累、睡眠不足或在精神受激后发生,因此要祛除可能的诱因,指导患者调整好心态,作息规律,保证充足的睡眠,避免精神紧张和疲劳,保持情绪稳定,加强体育锻炼。对于脱发范围广或全秃、普秃患者,可建议其戴假发感觉压力大的时候,通过运动、看书、听音乐等方式转移不良情绪和压力。其实,转移法并不是逃避问题,而是给自己在精神上一个缓冲和调节的时间,最终用更理智的思想解决问题。

4. 暗示疗法:谈话过程中应语气坚定,语言轻松,给患者以必要的心理暗示,帮助其树立治好斑秃的信心。

5. 放松疗法或生物反馈疗法:压力过大不仅会导致脱发,还容易引起肾虚、失眠、神经衰弱等疾病。压力虽然是无形的,但是压力的产生一定是有根据的,因此要从根源上找到脱发症状的原因,了解让自己有压力的地方,然后理清思路,尽量释放压力。对久治不愈的斑秃患者可进行放松疗法或生物反馈疗法,以缓解其紧张焦虑的情绪。

6. 其他心理疗法:根据病情还可选用疏导疗法、家庭疗法、场地疗法、信念疗法、关爱疗法、工作疗法、体育疗法、文娱疗法、音乐疗法等心理疗法。

在采取药物治疗的同时,患者多做一些心理调节,不要给自己太大的压力,每天都保持好心情,相信很快可以告别脱发的。

年轻人脱发的原因有哪些

　　造成年轻人脱发的原因有很多种,除固有疾病、遗传、年龄、性别因素的影响外,还与饮食不合理、营养不均衡、生活习惯不健康等因素有关。据统计,目前因家族遗传而导致脱发的年轻人占绝大多数,男性遗传脱发基因呈显性遗传,女性遗传脱发基因呈隐性遗传。男性的父辈或者母辈中只要有一个患有脱发,他遗传的概率就会很高。所以现在脱发的年轻人当中,男性较多,而女性较少。

　　现在年轻人为了追求美丽,喜欢烫发、染发,烫发、染发会破坏毛囊和头发结构,对头发造成伤害,很多人烫过头发之后发现头发变得干枯毛躁、容易掉,这成为脱发的重要诱因之一。

　　很多人为了追求好身材,挑食、节食,拼命减肥,这导致饮食结构不合理,营养不良。毛发生长需要的蛋白质、维生素和多种微量元素长期缺失,可能会导致毛发失养,变得细软毛躁、脱落。

　　生活习惯不健康,熬夜、酗酒、抽烟、工作负荷重、心理压力过大以及精神高度紧张会使人体头皮血管收缩,头皮的血液循环会变差,毛囊不能从血液中充分获取养分,会诱发或加重斑秃。

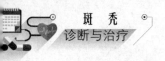
年轻人脱发如何治疗护理

目前年轻人脱发大部分为脂溢性脱发和斑秃。斑秃，俗称"鬼剃头"，是一种自身免疫性的非瘢痕性脱发，头发一片一片掉，严重的会掉成光头，有时眉毛、眼睫毛也不能幸免。部分斑秃有自愈性，患者通过自身调理可以自然恢复，但是比较严重者应该及时就医。根据个人体质服药，滋补肝肾，益气养血，改善头皮血液供应，调节免疫。局部可采用梅花针、火针治疗、穴位注射等治疗手段。脂溢性脱发又名雄激素性脱发，俗称"谢顶"，以 20～40 岁多见，该类脱发分男性型和女性型。男性型先从额角开始脱发或前发际处毛发脱落，发际线向上推移。最严重时全头部毛发脱落，暴露光亮的头皮，呈谢顶状。女性型主要为前头部弥漫性、均匀性脱发，或辫子明显变细。轻者头顶部头皮显露，严重者头顶部头皮上伴有少许毛发。雄激素性脱发如果单用某种药物，效果不会太好，最好是采用中医与西医结合、内服与外用结合以及治标与治本结合的方法。

中医根据个人体质辨证用药，健脾祛湿，补肝益肾，养血行血，从内调理脏腑，促使气血通畅，辅以外擦药物、梅花针、耳穴压豆、火针疗法等；结合西医常用药物米诺地尔和非那雄胺，改善毛囊微循环，促进毛囊上皮细胞增殖，从外加速毛发生长。

经常按摩头皮，微弯双手五指，轻敲整个头皮，感到头皮微麻；十指张开，插入发根，从前额、太阳穴向枕后边梳理边按摩。

宜用弱碱性洗发水,忌用碱性过强的洗发水,以防对毛囊产生损害及加速毛囊萎缩。用 40 ℃左右的温水洗头,每周 2 次。洗头时用指腹轻轻搓揉并按摩头皮,注意勿用尖利的指甲搔抓,以免损伤头皮引起感染。洗好头后用干毛巾将头发擦至八成干,用梳子将头发梳理整齐,尽量少用电吹风,避免接触刺激性物品,如染发剂、烫发剂、发胶等。冬天注意头部保暖,建议患者选择棉质的帽子,也可以选择质地柔软、质量上乘、透气效果好的假发。这样既能减轻患者精神负担,又能减少头皮热量流失,促进头皮血液循环、头发生长。

斑秃患者如何合理饮食

无论男女,如果出现了脱发严重的情况,在生活中就要注意合理饮食、劳逸结合、减轻压力,保证充足睡眠,长时间坚持下来,脱发的情况会得到很好的改善。在食疗方面,多吃高蛋白、维生素丰富的食品。

合理搭配饮食,要营养均衡,克服和纠正偏食的不良习惯。少吃辛辣、油腻等刺激性食物,忌烟酒,可多进食安神镇静食物,如百合莲子羹、酸枣仁汤等;气血不足者应多吃补精益血之品,如海参、核桃仁等。可多吃黑米、黑豆、黑芝麻等黑色食物,既可调补肝肾,又可补气养血,有利于固发生发;多食用维生素 B 族丰富的食物,如莴苣、青鱼、土豆、蚕豆等,可以抗毛发衰老、防白发早生;对于以额顶部头发进行性减少为主要表现的脂溢性脱

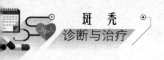
发,建议多吃清热祛湿的食物,如茯苓、薏米、赤小豆、山楂、白术等。淤血阻络者可常吃藕、苋菜;血热生风者在食疗方面,忌食辛辣刺激性食品。不饮浓茶、咖啡等刺激性饮料。还可以额外配合维生素 B、C、E,增强机体的抵抗力和代谢能力,巩固效果。青壮年患者,常与心绪烦扰有关,应给予镇静安神的食品,如百合、莲子、牡蛎肉、酸枣仁等;精血不足患者,应多食用补精益血食品,如海参、大虾、鱿鱼、黑芝麻、核桃仁等。病情日久,痰瘀阻滞者,应食用通络化痰的食品,如丝瓜、青鱼、莲藕、红糖等。养成良好的饮食习惯,疾病会得到很好的控制。

光疗后的头皮该怎么护理

UVB 紫外线光治疗仪照射前让患者充分了解紫外线照射的治疗方法、疗程安排、治疗后的反应及光疗后的注意事项等情况。医护人员与患者及家属的良好沟通,让患者和家属能预知所接受的治疗和预期的目标,可增加患者的参与意识、懂得坚持按疗程治疗的重要性。在得到患者积极配合的同时,增强他(她)们对疾病治疗的信心,并减轻痛苦、缩短疗程、减少长期服药的不良反应,使患者得到有效治疗。UVA 光疗护理患者在照射前做好光防护,佩戴紫外线护目镜,面部用防护面罩遮挡。照射时选择合适的体位,充分显露皮损部位,以提高照射效果。照射距离的改变可明显影响光的强度,每次治疗时严格保持恒定距离。

护士密切观察 UVA 光疗后患者有无引起皮肤干燥、红斑、瘙痒及水疱等症状。若照射后出现红斑、水疱、渗出,局部应给予冷湿敷,下次治疗延长光疗时间间隔,并降低治疗能量,重者立即中止照射。除冷湿敷外,患处需外用糖皮质激素软膏,待症状消失后再给予低剂量继续治疗。

针刺治疗该如何护理

针刺治疗时,操作者应避开血管进行针刺治疗,以防出血。进针时有触电感,疼痛明显或针尖触及坚硬组织时,应退针而不宜继续进针。

有自发性出血倾向或因损伤后出血不止的患者,不宜针刺。皮肤有感染、溃疡、瘢痕部位,不宜进行针刺治疗。过度劳累、饥饿、精神紧张的患者,不宜立即针刺,需待其恢复后再治疗。针刺治疗后,治疗区域 6 小时内禁止沾水,注意保持皮肤清洁,防止皮肤感染。体质较虚弱的患者,针刺刺激不宜过强,操作时尽量采用平卧位。

梅花针治疗斑秃的护理注意事项有哪些

在治疗前了解患者既往史、当前症状、发病部位及相关因素,局部皮肤有破溃、疤痕及有出血倾向者慎用。如患者疲乏、

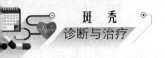

饥饿或精神高度紧张不宜治疗。治疗时取合理体位,首先进行皮肤消毒:用75％酒精棉签消毒斑秃局部皮肤。手持无菌梅花针如鸡啄米一样,用手腕的弹力,把针尖叩刺在皮肤上,随即借着反弹力,把针仰起,如此连续叩打。频率不宜过快或过慢,一般每分钟叩打 70～90 次,持续叩打 8～10 分钟,注意叩打的强度适宜。顺序可由前额至后枕进行纵刺,也可从脱发区边缘螺旋状向中心均匀密叩。在过程中,密切观察患者有无晕针情况,如出意外,立即报告医生并配合紧急处理。叩刺完毕,先用消毒棉签擦拭干净头皮表面血迹,再用消毒棉球蘸生发酊药液反复涂擦于叩击部位,边涂擦边稍加按摩 3～5 分钟,使药液充分渗入头皮,达到养血活血、祛风生发、改善和促进局部血液循环、促进患者头发生长的作用。涂擦生发药物时头皮会产生轻微辣痛,擦药前护士要向患者做好解释工作,以取得患者的配合。一般隔日治疗 1 次,10 次为 1 个疗程,共治疗 2 个疗程。

治疗完毕后,嘱患者 6 小时内不做剧烈活动,以免大汗淋漓促使药液排除过快影响疗效。

滚针治疗斑秃的护理注意事项有哪些

滚针属于中医针灸疗法的一种,通过局部叩刺,使皮肤发红、微微出血,能刺激毛囊,改善毛发生长环境,调节皮肤免疫功能。然而疗效的发挥离不开护理干预的密切配合,患者起病突然,且病情对颜面部有明显损害,给患者的身心带来巨大压力,积极的护理干预能对治疗起到正向调节作用，达到增强疗效的作用。

滚针治疗前指导患者摆放合适体位，保持身心放松状态，在取得患者的理解和配合后方可进行治疗；滚针前告知患者局部皮肤会有轻微疼痛感，解除患者思想顾虑，耐心指导患者做深呼吸来缓解治疗过程中引起的疼痛，不可憋气或抖动身体。滚针治疗严格执行无菌操作原则，动作轻快，治疗过程中密切观察患者的面色、呼吸、表情变化。若发现患者疼痛明显、精神高度紧张，可与患者聊天，分散其注意力，保证滚针治疗的顺利进行。若患者出现头晕、心悸、虚汗、面色苍白等晕针症状，应立即停止治疗，待症状缓解后再进行操作。每次治疗结束后均应主动告知患者治疗成功，治疗后 24 小时内避免洗头，以免局部感染，从而减轻患者心理负担。

注射治疗的注意事项及护理有哪些

药物治疗前安置患者使其处于合理体位，放松全身肌肉，保持身心放松状态。注射前告知患者局部皮肤损伤处注射时会有轻微疼痛感，可做深呼吸，不要憋气或抖动身体；注射时注意无菌操作，动作轻快，同时密切观察患者的面色、呼吸、表情变化。面对精神高度紧张、疼痛剧烈者，也可以边与其交谈边注射，以分散患者的注意力，或减慢注射速度。若出现心悸不适、面色苍白等晕针症状时暂停注射，等患者完全缓解后再进行操作。注

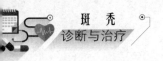

射时要遵医嘱掌握好注射的剂量、浓度和次数,防止因注射量过大造成局部皮肤萎缩。每处皮肤损伤注射完毕后迅速用纱布轻轻按压伤口数分钟,避免按压时间过短造成血肿,影响治疗效果及加重患者的心理负担。注射后告知患者24小时内避免洗头,以免局部感染。

治疗后指导患者生活中保持良好的头发卫生习惯,不用过碱或过酸的洗发用品,不烫发、不染发、不要过度清洗,尽量少用电吹风,嘱患者用药期间应耐心坚持搽药,待皮肤损伤搽药后用指端适当按摩头皮5～10分钟,直至药液完全渗入皮肤。脱发严重期间,外出时可佩戴假发套来保持形象。

如何防止脱发

1. 早晚梳发:每天早晚各梳发百次,能刺激头皮,改善头发间的通风情况。由于头皮是容易出汗弄脏的地方,勤于梳发可能有助于防止秃头和头皮屑的发生。

2. 改变发缝位置:梳发的方向如果保持不变,头发缝分开的地方,由于常常被阳光照射,头皮将会变干燥或变薄。如果分开的地方头发开始变薄,应该在搽发乳或头油后,加以按摩,使其得到滋润。有时不妨将分开的方向改变,不但能够享受改变发型的乐趣,且能够避免分开处头皮干燥。建议头发稀薄的人最好经常进行头部按摩以促进血液循环。按摩能使头发柔软,提高新陈代谢,促进头发的发育。按摩前,在头皮上搽发油,更能提高效果。按摩时以手指揉搓头皮或轻轻拉住头发就行。

儿童斑秃如何护理

对于儿童斑秃，有数据表明近年来发病率呈逐年上升趋势，多发生于学龄期，少数患儿发生于2岁前。与成年人相比，儿童斑秃进展快、病情重，容易发展为全秃或普秃，因此建议尽早干预。一般病情轻者预后较好，病情重者预后较差，约50%的患者病情反复易复发，常表现为血微量元素锌、铁和钙的降低。对儿童斑秃患者的治疗首先应保证不影响其健康成长，其次选择易耐受、疗效佳的方法。

中医辨证论治小儿脏腑娇嫩，形气未充，脾常不足，肾常虚。儿童斑秃根据临床症状可大致分为气血亏虚、饮食积滞、脾虚失荣、肾精不足四种证型。在病因病机和治疗手段方面中西医结合，制定个体化的治疗方案。西医聚焦患者的头发，注重恢复毛囊及周围免疫状态、控制炎症；中医重视患病的个体，强调脏腑功能协调，人与环境的和谐统一。健康的毛发生长需要健康的环境、机体和头皮。

儿童斑秃不仅影响患儿的外在形象，对于年龄较大的患儿还影响心理健康，甚至影响全家人的生活质量，所以健康教育和心理干预显得尤为重要。就诊时积极与患儿及其家长沟通，了解其心理状况，进行心理疏导，并告诉家长和患者本病可治、可控、可预防，增强患儿及其家长战胜疾病的信心；对存在心理问

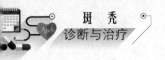
题严重者建议寻求专业心理医生帮助,并嘱患儿保持心情舒畅,树立战胜疾病的信心。饮食上少吃辛辣刺激性食物,多食富含蛋白质、钙、铁、锌和E族维生素的食物;膳食品种不可太单一,在保证可消化的前提下注意营养均衡。另外多食用新鲜蔬菜和水果及大豆等植物蛋白含量较高的食物,这些食物可以抵抗毛发衰老,促进细胞分裂,促进毛发生长。每日尽量在22时之前入睡,保证每晚8小时睡眠时间,勿过度使用电子产品;保持头发清洁。

如何做好斑秃患者心理干预

1. 建立良好的医患关系:良好的医患关系是心理干预顺利进行的前提,患者只有对医护人员充分信任才能严格遵守医嘱积极配合治疗。医护人员应做到热情细心,在日常生活中全方位关注患者身心情况,及时了解患者情感动向,及时消除患者治疗过程中产生的疑惑,建立患者治愈信心。

2. 认知—行为疗法:心理治疗中的常用方法,在实际治疗中通过运用各种方法来改变患者对事物的看法进而消除不良认知,建立积极的思维模式进而改善患者心理问题。具体应包括:①患者前来就诊时由医护人员讲解斑秃的发病原因,尤其是心理应激与斑秃的相关性,同时让患者了解完整的治疗方案。②倾听患者的苦恼,告知患者斑秃完全可以治愈不必过于担心,如果皮损对日常生活影响较大可建议患者戴假发,站在患者的角度与患者一同寻找不良认知,建立患者信心。③在治疗过程中及时告知治疗进程及预后情况,消除患者不良情绪。正念认知疗法通过运用冥想、静坐等方式能够在短期内对抑郁症产生很好的治疗作用并阻止抑郁症复发,将其应用于斑秃治疗或可减轻其伴随的抑郁症状。

3. 音乐疗法:音乐治疗作为一门成熟的学科,包括上百种具体治疗方法,已被证实能够改善睡眠质量、减轻抑郁和焦虑情绪。针对近年来研究进展,国外有医院通过音乐疗法治疗脱发取得较好的效果,国内也有结合中医五行理论将音乐应用在斑秃治疗上的报道。根据实际情况专业人员可以制定适合患者的音乐处方,消除心理压力,缓解抑郁状态,使患者得到最大程度的放松。

家庭疗法:斑秃患者长期存在不良情绪,与家庭成员之间关系不够融洽,久而久之会使家属失去耐心,甚至影响患者治疗。运用家庭疗法对患者进行心理干预,达到强化疗效的目的。家庭疗法要求医护人员与患者家庭成员进行定期的会面交流,告知患者治疗进展、预后情况和近期情绪波动,将家庭作为一个整体看待,让家庭成员充分了解患者的心理需求,有助于改善患者心理状态。

(作者:张 怡)

斑秃的诱因预防

斑秃好发人群及发病率如何

有研究显示,正常人群中斑秃的发病率在 1.7% 左右。在这当中,又会有 7%～10% 的患者表现为极其严重的斑秃。斑秃可发生于任何年龄,青壮年多见。

如何调节情绪预防斑秃发生

保持乐观的情绪对预防斑秃有帮助。

1. 压力会使对人体免疫系统有抑制作用的荷尔蒙成分增多,从而降低免疫系统的功能。因此保持乐观的心态对身体免疫功能至关重要。美国梅隆大学调查了 193 个身体健康的人,发现情绪乐观的人感冒症状少,对上呼吸道疾病也有更强的抵抗力。同样对斑秃患者而言,保持情绪乐观有助于疾病的康复。

2. 保持微笑,美国斯坦福大学研究人员发现,笑能增加血液和唾液中的抗体及免疫细胞数量,缓解疲劳,是提高免疫力的良药。生活中,要多些积极向上的思想,通过运动、读书、与朋友聊天等方式转移注意力,减轻压力。积极面对疾病,树立战胜疾病的信心。

如何提高机体免疫预防斑秃发生

天然免疫是预防疾病的重要方面,维持其平衡和稳定非常重要。免疫力,就好比人体健康的"守卫军",与外界的病毒、细菌"作战",也负责清理人体内衰老、损伤、变性的细胞,承担了重要的防御任务。一旦人体被攻击,免疫系统就会奋起反抗。可以说,免疫力好,很多小病就可以抵抗过去。每个人免疫力都有一个平衡的状态,这个状态被打破了,就会免疫失衡,出现免疫功能紊乱。或过强攻击,或过弱无法防御,或者免疫监视及清除功能出现了问题,免疫力就会下降,容易引起细菌、病毒感染。而细菌、病毒感染,都可能引起免疫功能紊乱,从而诱发斑秃。只有人体的免疫机制在一个正常的水平,才能更好地保持健康,预防斑秃的发生。

斑秃发病与免疫紊乱相关。美国国家医学图书馆一项报告显示,运动能够帮助"冲洗"肺部细菌,提高免疫系统检测疾病能力。现代人工作压力大,但在身体基础状况正常的情况下保证每周五天,每次 30～60 分钟的运动量即可。

多晒太阳,保持体内高水平维生素 D,可以更好地预防普通感冒和鼻塞等问题。一般来说上午十点、下午四点阳光中紫外线偏低,可避免伤害皮肤,每次晒的时间不超过半小时即可。

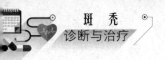
均衡膳食对预防斑秃有什么帮助

均衡的膳食,可以提高机体免疫力,保护机体不受外界干扰。

1.多吃水果和蔬菜,水果和蔬菜里面含有非常丰富的营养物质,包括各种维生素、植物蛋白等,而这些营养物质可以起到增强人体免疫力的效果。菌藻类食物,如蘑菇、木耳、银耳、紫菜(甲状腺功能异常者慎食)等,不但营养丰富,还能增强人体免疫功能。蘑菇中除含有多种维生素和矿物质外,还有蘑菇多糖、香菇多糖等,这些对提高免疫力都有帮助。研究表明,柠檬中含有丰富的维生素C,有抗氧化性。这些富含抗氧化剂和维生素C的食物,能够保护身体免受自由基的侵蚀和有害分子的损害,促进免疫系统健康。2.清淡的食物不仅可以补充营养物质,而且可以保护人们的肠胃功能,多吃清淡食物,少吃辛辣油腻食物。3.多补充水分,水对于身体的健康起着至关重要的作用,经常喝水对身体的新陈代谢有很好的促进作用,还能让人们机体中的循环更加平衡。

内分泌失调患者如何预防斑秃的发生

人体的新陈代谢、生长发育、生殖衰老等都是通过内分泌激素来支配的,内分泌激素还会使全身系统的机能水平得以调节,并且维持人体内环境的相对稳定性,因此,保证各种各样的激素平衡就很重要。如果一旦打破这种平衡,就会引发很多不良的反应,有可能诱发斑秃。为预防内分泌失调,应进一步保证睡眠时间及提高睡眠质量。睡前泡个热水澡,喝杯热牛奶,有助于睡眠。科学的按摩手法,确保体内血液顺畅循环,加快新陈代谢,将体内废物及时排出。按摩时,应从四肢末梢逐渐向心脏的方向按摩的,以推动淋巴及血液积极流动,加快身体代谢。泡澡舒展身体,有休息保健的作用,舒缓心情,进一步促进身体血管收缩和扩张。每次泡澡 3 分钟以上后,可休息 5 分钟,在泡澡过程中消耗的能量,相当于慢跑 1 000 米。科学的泡澡,可有助于皮肤老旧角质的更新,保证肌肤光滑细腻有弹性。但是,需要注意部分患者不能经常泡澡,例如,患有心脏病的患者不要经常泡澡,以免加大心脏负担。对患有心脏病的患者,可采取热水泡脚方式起到保健效果。热水泡脚,让患者脚部血管得到扩张,加快血液循环,达到健身目的,避免内分泌失调。

如何保持良好睡眠改善斑秃

在季节交替时,易出现因工作压力大、睡眠不足而导致的荨麻疹、带状疱疹、斑秃等与免疫力下降相关的疾病。充足的睡眠能保证醒来时体力恢复、精力充沛,一般成人每天睡眠时间在 7～8 小时,老人不能低于 6 小时。睡眠障碍、沮丧、抑郁、焦虑等

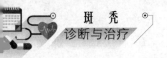
引起的精神应激,常会诱发或加重斑秃。斑秃治疗的目的是阻止疾病的发展,减缓脱发症状并促进生发。斑秃患者不仅要睡眠充足,还要讲求睡眠质量。充足的睡眠可以帮助皮肤及毛发正常的新陈代谢。毛发代谢主要在晚上,特别是晚上 10 点到凌晨 2 点,这一段时间睡眠充足,更有助于毛发正常新陈代谢,反之,更容易脱发。如果列一张不良睡眠习惯影响力榜单,作息不规律应该位居榜首。

如何通过自我调节压力和焦虑来改善斑秃

1. 首先,要调整对工作的期待,我们应该对自己的能力和工作有一个清晰的认识,调整好对工作的期待和要求,避免有太多不恰当的期望以及自己给自己施加的压力;其次,学会用积极的方式解决问题,面对难题时,我们可能会产生两类消极态度:一是逃避,二是焦虑。比起逃避,积极地直面问题会让我们产生可控感,从而提高我们的工作信心,缓解压力。比起焦虑,把烦琐急迫的工作任务看成是锻炼自己能力的契机,更有助于我们适应。最后还要学会寻求支持,当感觉个人能力有限时,可以跟同事一起讨论解决方案,向家人、朋友倾诉,在理解和鼓励中汲取能量。这些高质量的支持可以很好地缓解压力事件对我们身心的影响,也有利于减轻我们的心理应激反应,让精神放松。

2. 学会主动调节情绪:一旦开启负面情绪,就容易陷入"负面情绪—思考不出解决方案—压力感增强—更强的负面情绪"

的恶性循环中,这个时候可以通过运动、冥想、做平时喜欢做的事等行为来放松心情,调节情绪,跳出恶性循环。

3. 学会放松:焦虑、烦躁往往是由长时间过度的紧张情绪导致的。在面临繁重的学习、工作任务时,我们要学会主动放松。当我们身心感到疲惫,或者长时间集中注意力之后感觉学习效率明显下降时,我们不妨暂时放下手中的事,出去打一场球、散散步、和同学约一顿饭、看一场电影,等等。主动性的放松可以极大缓解紧张的情绪,从而避免焦虑、烦躁的情绪产生。

有氧运动是否可以预防斑秃

长期坚持有氧运动,能增加体内血红蛋白的数量,不仅能提高机体抵抗力,还能抗衰老,增强大脑皮层的工作效率和心肺功能,增加脂肪消耗,防止动脉硬化,降低心脑血管疾病的发病率。长期的有氧运动,对于气血亏虚引起的脱发与白发患者来说,可以增加头部的供血量,使头发生长有了最重要的营养基础,帮助生发与乌发。从精神卫生意义上讲,有氧运动是最理想的调节紧张、完善性格的方式。因为有氧运动不仅对呼吸系统、血液循环系统、骨骼肌肉、消化系统、内分泌系统以及神经调节系统有好处,而且也锻炼了意志和耐力,有利于发散焦虑、抑郁情绪,促进头发的生长。

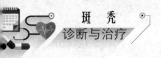

补充维生素对预防斑秃有作用吗

如果人摄入维生素 A 不足,或机体消耗维生素 A 过度,头发会干燥变脆,而且十分容易脱落,最后导致头发异常稀疏;如果人体中缺乏维生素 C,那么人的皮肤就莫名其妙地出现青紫斑或牙龈肿胀出血,人的头发会出现容易折断和分叉的现象。补充富含维生素食物,以促进毛发再生。维生素 B_1 丰富的食物有各种粗粮、花生、豆制品、猪瘦肉、蛋黄及动物内脏(如肝、心、肾等);维生素 B_2 丰富的食物有动物内脏(心、肝、肾)、蛋黄、豆制品、花生、葵花子、核桃仁、蘑菇类、粗粮等。保证维生素和各种微量元素的摄入,多食新鲜水果蔬菜,有助于预防斑秃。

对斑秃患者来说有哪些饮食禁忌需要注意

避免烟、酒。戒烟,吸烟会使头皮毛细血管收缩,从而影响头发的发育生长;节制饮酒,白酒,特别是烫热的白酒会使头皮产生热气和湿气,引起脱发,即使是啤酒、葡萄酒也应适量。避免辛辣刺激食物,如葱、蒜、韭菜、姜、花椒、辣椒、桂皮等;忌油腻、燥热食物,如肥肉、油炸食品;忌过食糖和脂肪丰富的食物。

摄入蛋白质对预防斑秃有什么作用

补充富含蛋白质的食物,以利于毛发再生。含蛋白质丰富的食物有蛋类、乳制品、鱼类、鸡肉、猪瘦肉、牛肉、兔肉、豆制品、芝麻、花生等。头发是由蛋白质构成的。既然蛋白质是构成头发的基本物质,如果人的蛋白质摄入量每天少于 50 g 的话,就会造成人体蛋白质的严重缺乏而营养不良,身体器官就会发生相应的病变,头发就会受到明显的影响,出现枯萎、稀疏、易断,甚至脱落。所以在日常生活中要多吃富含蛋白质的食物,补充头发所需要的营养物质。

如何选择合适的帽子佩戴来预防斑秃

大气中的紫外线会对头发造成伤害,使头发干枯、毛躁。佩戴帽子时,注意帽子、头盔的透气效果。头发不耐闷热,戴帽子、头盔的人会使头发长时间不透气,容易闷坏头发。尤其是发际处受帽子或头盔压迫的毛孔肌肉易松弛,引起脱发。所以应选择透气效果好的帽子、头盔,如垫上空心帽衬或增加小孔等都可有效预防斑秃的发生。

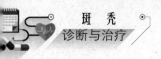

如何减少斑秃发生的诱因

诱发斑秃的原因主要有遗传、自身免疫功能紊乱、精神压力或刺激等。遗传我们没法改变,我们能控制的就是这些精神因素和部分环境因素。尽量避免精神的焦虑紧张,避免压力这些不良情绪,那么有一些原发性疾病,例如甲状腺功能疾病要积极治疗,因为甲状腺疾病也是目前研究发现,跟斑秃的发生、发展是有明确关系的。

如何改善睡眠质量预防斑秃的发生

构建舒适的睡眠环境是培养良好睡眠习惯的第一步。1.在舒适、熟悉的环境中,人们往往会获得安全感,睡意随之来袭。室内温度应保持在 19 ℃～22 ℃,相对湿度在 60％～70％最为适宜,可随四季变化略做调整。2.安静的环境有利于睡眠,睡前听些舒缓的音乐,低分贝、节奏舒缓且连续的声音不仅不会对睡眠造成影响,反而有良好的助眠效果,如淅沥的雨声、规律的潮汐声都是常见的安眠声音。3.柔和、偏暖色的灯光有利于舒缓神经,能够帮助培养睡意。强光、冷色光容易使人兴奋,最好避免出现在卧室里。4.寝具无优劣,看个人偏好,但总体来讲枕头要衬肩颈高度,被子不宜太厚重。

中医养生对预防斑秃有作用吗

中医养生很早就注意到睡眠习惯的重要作用,《黄帝内经》中有四字指导方针"起居有常",养生典籍中也提到一些睡眠习惯的培养方法,例如,睡前调息调心以引导,然后保持室内安静,尽量不要关注外界声音,同时闭上眼睛,摒除一切杂念。道学著作《亢仓子》中也强调说,身体与心神相合,心念与气息相合,气机与神意相合,神意与虚无相合。当身、心、气、神合于一体,这样保持一会儿,自然就会慢慢进入睡眠状态。中医养生提倡的"先睡心,后睡眼"也是这个道理。睡前切勿兴奋,《老老恒言》中提到:"剪烛夜话,此少壮之常,老年若不敛束,愈谈笑愈不倦,神气浮动,便觉难以收摄。"这段话强调说秉烛夜话,这是青壮年常见的举动。而如果老年人不注意,晚上也谈论一些令人兴奋的事情则会导致神气浮动,倦意全无,心神也无法收摄。由此引申开来,睡前最好不要过度兴奋或激动,比如看恐怖电影、进行夜跑等剧烈运动,或喝茶、喝咖啡,而应该让自己处于单调安静中,更容易进入睡眠状态,久而久之,形成习惯。伴随睡眠质量的提高,机体免疫力增强,有效减少斑秃的发生率。

哪些穴位经常按压可以预防斑秃

1. 百会穴、健脑穴:从百会穴到防老穴,从风池穴到健脑穴

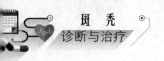
各按摩 30 次。需要提醒的是,按摩的时候,应该掌握适当的力度,避免用力过大,以免给患者造成一定的伤害。长期坚持按摩,可以有效地预防脱发。

2. 角孙穴:经常按摩耳朵后面与耳尖齐平凹陷处的角孙穴,能够促进局部的血液循环,加快新陈代谢。用大拇指的指腹轻轻按摩这一穴位,注意耳朵两侧的穴位要同时进行按摩,且不宜过于用力按摩。长期坚持按摩角孙穴,也有助于预防斑秃的发生。

3. 风池穴:斑秃脱发的患者可以按摩后脖颈的风池穴。风池穴位于人体后颈部两条大筋外缘陷窝出。按压风池穴能够帮助患者朋友有效地改善头颈部的血液循环状况,缓解颈部的不适症状。我们可以用两手大拇指指腹在穴位处向上进行按摩,注意适度用力。

按摩作为一种中医的辅助治疗方式。在晚上洗澡之后进行按摩效果比较好,按摩可以使患者肌肉放松,血液循环进一步改善。但是,千万不要在空腹或者是饱腹时进行按摩,同时按摩的力度要适宜,每次按摩应该以身体没有不适感为宜。

正规治疗对斑秃患者的重要性如何

斑秃患者要及时到正规医院接受检查和治疗,采用正确的治疗方法,不要抱有侥幸心理,没有所谓的"祖传秘方",如果耽误最佳时期由斑秃发展到全秃、普秃,将会增加治疗难度。

防止头部外伤能否预防斑秃发生

外伤性脱发是外伤导致头皮损伤引起的,伤及毛囊生发层,导致不长头发。头部斑秃在出现脑震荡或者是脑外伤之后会恶化。有研究表示,斑秃患者所做的脑电图出现异样的概率非常高、脑血流图也会产生异样,脑部出现供血不足的情况,也许是因为患者高度紧张,造成自主神经功能发生混乱,致使毛细血管不停收缩,血液循环遭到阻碍而发病的。

预防头皮感染对预防斑秃有意义吗

调查显示,病灶感染的确可以诱发斑秃疾病出现的。那是由于病毒等感染能够造成血管出现血栓、炎症,头发因为血液供应遭受阻碍而产生掉落。还有部分医学者认为,因为第三臼齿阻生或根尖周围遭到病毒入侵所形成的感染,属于持久性斑秃。

斑秃的发病原因及机制尚不完全清楚,主要与遗传易感性、自身免疫、环境因素及精神心理因素有关。大多数学者认为其主要是一种由 T 淋巴细胞介导的针对毛囊的器官特异性自身免疫性疾病,精神心理因素可使其加重或反复。目前虽然有许多治疗方法可促使毛发生长,但没有任何一种治疗被证明可以改

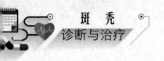

变患者远期病程的发展,这给治疗带来了挑战。寻找有效的治疗方法和预防斑秃复发已成为世界性的难题,尚待进一步研究,但是预防比治疗更为重要。

（作者:徐　爽）

斑秃的共病预防

斑秃是 T 淋巴细胞介导的自身免疫性疾病,临床上斑秃并不是孤立出现的,往往有其他疾病相伴随。常见并发症包括以下几种。

1.甲病变:病变程度可与脱发程度呈正比。2.遗传过敏性疾病:常伴有过敏性鼻炎、遗传过敏性皮炎、哮喘和荨麻疹等。3.自身免疫性疾病:包括甲状腺疾病、白癜风、溃疡性结肠炎、恶性贫血、系统性红斑狼疮、类风湿性关节炎、硬皮病、重症肌无力等。4.唐氏综合征(Down 综合征):一种染色体异常的遗传疾病,这提示了斑秃遗传背景。5.眼病:包括下垂性瞳孔缩小、眼球内陷、血管和色素性畸形、晶体混浊和白内障等。斑秃的各种并发症临床症状均重于斑秃本身,部分并发症病情严重或预后不良,故斑秃并发症的积极治疗意义重大。

患了斑秃后如何识别是否出现甲病变

一些患者出现了斑秃后引起多种并发症,主要的并发症有甲病变,病变的程度和脱发的程度成为正比。一般斑秃都先病

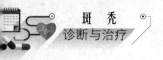
发于头皮上，很多斑秃患者可伴有指甲的改变，甚至引起甲板病变，多表现为滴状下凹、纵嵴和不规则增厚，也有混浊、变脆等变化。如果指甲出现明显的质变，就是斑秃病情严重的标志，全秃和普秃者甲病变更明显。

斑秃患者发生甲病变后如何护理指甲

除进行正规的治疗外，患者平时保养指甲也非常重要。

1.平时生活当中不要把病变的指甲泡到水中太长时间，这是因为如果泡水时间过长，就会变得更加的脆弱。尤其要避免，过多使用一些清洗剂等化学物品。在平时干活的时候，最好是带上保护性的手套。2.尽量减少病变的指甲和其他物品接触，不要把指甲当作工具来使用，避免指甲过度受力。3.不要用剪刀去剪指甲两侧的茧皮。一旦出现损伤，就令真菌、细菌等有机可乘。这会导致病情加重。另外不要使用一些含有甲苯或者甲醛的美甲产品。4.平时应该加强饮食调养，多吃一些能够提高免疫力的食物，这有助于治疗斑秃和甲病变。只要平时加强良好的预防和保健，就能够起到促进治疗的效果，避免因为不当操作造成指甲病变加重。

遗传过敏性疾病会导致斑秃加重吗

遗传过敏性疾病也是斑秃的主要并发症，常常伴有过敏性鼻炎、哮喘、荨麻疹、湿疹等出现,这些疾病的患者有很大概率出现斑秃症状。另外经过相关的研究表明,部分斑秃的病例当中存在家族史,四代均有斑秃的症状出现,表明该病和遗传因素有直接关系。

斑秃患者出现过敏症状应如何处理

对于过敏治疗,首先提倡的就是回避变应原(过敏原),要改变过敏体质很困难,在生活中可以通过检测变应原(过敏原)或记录容易致敏的物质预防过敏。

1.可以做变应原(过敏原)检测,寻找导致过敏的因素;2.要避免接触变应原(过敏原),可待过敏症状完全缓解后通过尝试少量接触变应原(过敏原),逐渐达到脱敏;3.通过适当运动锻炼、保持心情舒畅、良好作息、避免熬夜、避免精神紧张以及多食用蛋白质、维生素含量丰富的食物;4.进行脱敏治疗,改善过敏体质。出现症状后千万不能着急,更不能私自使用药物治疗,需要去正规医院检查,遵从医嘱进行治疗,对过敏反应发生以后的症状给予针对性治疗,从而治疗斑秃。也可采用中西医结合的方法,根据斑秃的病症及不同病程,将治病和调体相结合,既改善过敏体质防止斑秃复发,又针对斑秃病情对症下药改善症状。

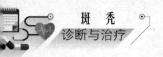
斑秃患者出现甲状腺疾病和糖尿病，该如何调整饮食

斑秃发病和甲状腺疾病有一定关系，因此对于斑秃的预防，也同样应该做到保持维生素和各种微量元素的摄入量。同时更应该进行体育锻炼来增强自身的抵抗力，来预防疾病的发生。发生甲亢，我们应该指导做到以下几点：1.控制饮食总热量，甲亢及糖尿病皆属于能量消耗性疾病，因此治疗期间需严格控制热量摄入，同时重视治疗期间热量摄入的平衡，热量摄入量以维持标准体质量为佳；2.糖分控制，治疗期间需实时监测血糖指标，适度控制糖分摄入量，改善糖耐受，量及胰岛素敏感性；3.补充维生素，注意补充 B 族维生素；4.适当补充蛋白质，糖尿病会加快蛋白质的分解，因此适当补充蛋白质可提升机体免疫力。对于肥胖患者，需控制其高胆固醇及动物脂肪的摄入，并搭配新鲜蔬果，叮嘱患者定时定量进食，以此控制体脂量及血糖。

调节情绪对斑秃并发甲状腺疾病患者有何作用

精神刺激是甲亢的常见诱因，病情常因忧虑、情绪不安、精神紧张而加重。因此，甲亢患者要注意调节情绪、修身养性，要遇事不怒，静心休养，常听优雅动听的音乐，养成种花、养鱼等习惯,怡情养性,可逐渐缓解精神刺激症状。家人及同事也要同情安慰、理解关心,避免直接发生冲突;患者发病期间,应适当卧床休息。休息环境要安静,空气要流通。病轻者可下床轻微活动,以不感到疲劳为度,不宜过多操持家务。当病情稳定后,应参与一些有益的活动、工作,但不宜过劳,也不宜长期病休。

斑秃并发甲亢患者需要定期检查吗

斑秃并发甲亢患者应遵从医嘱,按时、按量服药,定期复查,不可随意停药或改变药物剂量,需要减量或增加药量及应用其他药物时应征得医生同意,以免引起意外。甲亢患者病情稳定后,应定期到门诊检查,治疗中应注意观察病情的变化,比如有无药物的过敏反应,有无药疹、肝损害、白细胞减少,应定期复查肝功能和血常规,以便医生及时了解病情变化,指导用药。

斑秃并发白癜风患者应该如何面对

临床上斑秃和白癜风并发并不少见,两者在发病机制、病程及治疗方面有很多相似之处,心理因素、应激事件等的刺激在斑秃和白癜风的发病中起重要诱发作用。斑秃可发生在白癜风之前或之后,也可同时出现,或发生在同一部位、同一大小。国内学者曾做过斑秃和白癜风并发的分析,斑秃与白癜风病发率为

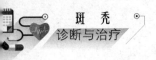
0.63%。对斑秃和白癜风患者进行有效的药物治疗的同时,还要根据患者具体情况对其提供心理治疗及推荐减压措施,以防激发其他疾病,这对患者的康复具有重要意义。我们要及时治疗,同时做到科学护理,避免白斑快速发展,给治疗带来难度,应该保持良好的心态面对白癜风,不要过于紧张,避免产生极大的压力。

斑秃并发白癜风患者该如何洗发

洗发水的选择是很有讲究,患有头部白癜风和斑秃就要尽量选择温和的洗发水,忌强碱性洗发水,因为强碱性物质有损毛囊令病情加重。洗头的时候,一定要冲洗干净,避免一些化学物质残留在头部,洗后及时用吹风机吹干,不建议天天洗头,过度清洁易导致脂溢性皮炎。

斑秃并发白癜风患者需要防晒吗

白癜风在春、夏、秋、冬四季均可发生,但以春末至夏季较为多见,而且发病前大多有暴晒病史。长时间户外活动应尽量避免阳光的直射,可遮掩或涂防晒霜。外出时做好防晒,强光的暴晒要避免,夏天的紫外线是过于强烈的,紫外线照射过量的话会加速黑色素细胞的消耗,导致黑色素细胞中堆积一些有毒物质,会对细胞造成损伤,在夏天要适当做好防晒措施,避免让肌肤直接在烈日下暴晒,用一些适合肤质和适合场地的防晒品。日常生活中选护肤品的时候要恰当,护肤用品要挑选温和无刺激的。

斑秃并发白癜风患者饮食上需要注意些什么

注重饮食营养,制定科学的膳食食谱和养成良好的饮食习惯,对此病的预防和治疗具有重要意义。避免发热感冒、扁桃体发炎和咽炎等疾病的发生。刺激性的食物会蔓延白癜风的病情,饮食上一定要清淡、营养合理。

唐氏综合征患者为什么会并发斑秃

唐氏综合征即 21-三体综合征,又称先天愚型或唐氏综合征,是由染色体异常(多了一条 21 号染色体)而导致的疾病。60%的患儿在胎内早期即流产,存活者有明显的智能落后、特殊面容、生长发育障碍和畸形。唐氏综合征患者中斑秃发生率增高,常为全秃或普秃。

唐氏综合征患者出现斑秃该如何应对

加强日常护理,减轻斑秃症状。1.消除患者对斑秃的紧张心

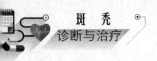
理,可控制疾病的发展,有利于疾病的康复;2.防止患者烦躁、悲观或动怒,要调节情绪,保持乐观舒畅的心情;3.外用药后,应适当按摩局部头皮,可改善局部供血,以促进斑秃处毛发生长;夏季、要戴好遮阳帽或撑遮阳伞,以防紫外线直接照射头皮,于斑秃防治不利;4.洗头、洗澡不宜过勤,应根据季节不同,每周以洗1~2次为宜。无头发部位可以用手指按摩头皮,避免用指甲搔抓,以免损伤发根。不要用碱性强的洗发用品,洗头时,冲洗干净,避免头发残留洗发液。

唐氏综合征患者出现斑秃后,饮食应注意些什么

应少吃辛辣刺激性食物,少喝或不喝浓茶与咖啡,以免影响休息与睡眠,加重脱发;补充富含维生素食物,以促进毛发再生。含维生素 B_1 丰富的食物有各种粗粮、豆制品、猪瘦肉、蛋黄及动物内脏(肝、心、肾)等,含维生素 B_2 丰富的食物,有动物内脏(肝心肾)、蛋黄、豆制品、新鲜蔬菜、粗粮等;补充富含蛋白质的食物,以利于毛发再生。蛋白质丰富的食物有蛋类、乳类、鱼类、鸡肉、猪瘦肉、牛肉、兔肉、豆制品等。

如何预防唐氏综合征

唐氏综合征目前尚无有效治疗方法,孕前做好遗传咨询和

产前诊断,是防止唐氏综合征患儿出生的有效措施,加强促进智力发育,帮助患者制定、教育、训练方案,给予耐心仔细的生活照顾,防止意外伤害。保持皮肤清洁干燥,注意个人卫生清洁,注意休息,防寒保暖,远离嘈杂的环境及烟酒刺激,保持良好心态,提高机体免疫力,出现斑秃及时就医,对症处理改善症状。

哪些因素易导致斑秃患者并发白内障

斑秃的出现不是孤立的,往往伴有眼部疾病的共存,其中可伴有后侧囊下白内障。导致白内障的病因有很多,在临床上主要分为以下几种:1.年龄因素,这是临床上比较常见的一种原因,多见于中老年人,主要是因为随着年龄的增长,晶状体出现老化,导致晶状体的透光性下降,从而引起视力下降;2.外伤因素,有可能是因为外物撞击造成的晶状体浑浊,从而引起视力下降;3.全身代谢因素,例如糖尿病和其他代谢性疾病,都可能会导致晶状体浑浊,从而引起晶状体密度增高,出现视力下降的情况。

斑秃并发白内障患者护理上要注意些什么

白内障患者的护理要点,分为术前护理与术后护理两方面。术前护理主要是为手术做好充分准备,例如需要做泪道冲洗,排除慢性泪囊炎等不适合立即手术的疾病。术前至少使用滴眼液

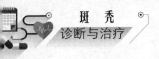

点眼三天,清洁结膜囊可以明显减少术中及术后发生眼内感染的概率。避免暴饮暴食,控制好血压、血糖等基础生理指标。

斑秃并发白内障患者术后护理要点是什么

斑秃并发白内障患者术后护理与普通白内障患者相同,注意以下方面:1.患者不要用力挤眼,手术当天尽量多休息,避免剧烈活动,避免弯腰用力;2.有咳嗽或呕吐者,要服用镇咳或止吐药物,术后患者平卧,尽可能放松头部,避免过多活动头部,自然呼吸,不要憋气或打喷嚏;3.吃饭、大小便可起床,但动作要缓慢些,尽量少低头;4.术后不要吸烟、饮酒,三天之内不吃辛辣食物,不吃难以咀嚼与过硬的食物,保持大便通畅,养成每日排便一次的习惯;5.手术后一般无疼痛,可能出现有眼花、轻度异物感,属正常现象。如发生明显眼痛、恶心、呕吐,视力突然下降或其他不适,应请医生做出相应处理;6.术后手术眼需加用金属或塑料保护眼罩,老年性白内障患者大多体弱,全身并发有多种疾病,需用适当药物治疗;7.手术后两周内避免脏水进入眼内,不要对手术眼施加压力并预防外伤;8.术后三个月视力趋于稳定,做屈光检查,必要时配戴眼镜,以调节看远或看近的视力,令其达到最佳效果。斑秃患者患有糖尿病等内分泌紊乱疾病或长期应用类固醇药物,会增加白内障的发病率。因此对斑秃患者的情绪调节至关重要,定期检查眼部功能检查,积极治疗内分泌疾病,保持良好的心态面对疾病,有利于疾病预防和康复。

斑秃患者出现重症肌无力该如何处理

建议多学科合作,积极治疗重症肌无力。对于重症肌无力患者,建议患者控制体重、适当限制日常活动,注意日常生活管理;对于中重度患者,应注意家庭护理,警惕患者并发肺部感染、褥疮等,同时警惕疾病突然加重导致的生命危险。

斑秃患者出现溃疡性结肠炎该如何处理

溃疡性结肠炎同样属于自身免疫系统疾病,溃疡性结肠炎易引起脱发。溃疡性结肠炎长期腹泻易引发全身营养不良,需要及时就医积极治疗。预防治疗可以选择调理脾胃的药物,如人参健脾丸、补脾益肠丸或者补中益气丸。脱发特别严重,可以选择补肾生发的药物生发片。出现斑秃可以外用米诺地尔搽剂,促进头皮的生长。少食辛辣刺激性食物,注意头皮的清洁卫生,不要熬夜,戒烟戒酒。

斑秃患者出现类风湿性关节炎该如何处理

斑秃患者出现风湿关节炎症的患者在生活中感受极大的压

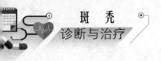
力,患者的关节部位出现晨僵、疼痛,甚至体内的一些部位还出现相关的炎症。需要积极治疗类风湿性关节炎,避免关节畸形影响生活。日常居住环境应该向阳、通风,患者要注意劳逸适度,保持良好心态,积极对待病情和生活;在不同的季节一定要注意调节,使用各种有效的保暖护具做好防护,避免潮湿、寒冷,做好防潮、防寒工作等;适当的按摩有助于患者的肌体恢复,促进血液流动,扩大关节范围。老年患者要注意使用恰当的按摩方式,避免意外;日常可以做适当的锻炼,进行一些户外运动,增强人体抵抗力,有利于缓解该疾病的症状;在饮食方面注意营养均衡,忌食用高脂肪食物,防止出现因为脂肪而导致的病情恶化,选择食用高蛋白、富含维生素的食物,对病情的治疗和身体的恢复是非常有益。

斑秃患者出现系统性红斑狼疮该如何处理

　　女性系统性红斑狼疮的发病率会比男性更高,而且很多女性会伴有脱发的症状。建议积极治疗系统性红斑狼疮,有脱发症状者,可以通过日常的饮食调理。比如说多吃一些粗粮和高蛋白类及富含维生素的食物,这样可以加速身体的代谢。像黑芝麻、黑豆等这一类的食物,不仅有助于解决脱发的问题,对于身体的恢复也是非常有帮助的,防止体内垃圾的积累。频繁的洗头会加重脱发症状,要减少洗头发的次数,同时在梳头发的时候不要太过用力。

斑秃患者出现恶性贫血该如何处理

　　恶性贫血可伴有全身免疫功能低下,抵抗力的下降,或者其他一些内科相关的疾病,会增加出现斑秃的可能性。斑秃是一种与免疫系统相关的非疤痕性脱发。斑秃患者出现恶性贫血需积极治疗纠正贫血。当患者处于贫血状态时给予必要的生活照顾,减少患者的机体耗氧量,提供均衡的膳食,防止患者叶酸及维生素 B_{12} 的摄入不足。

（作者：徐　爽）

典型案例分析

病例 1 患者为中年男性,一年前工作压力大,精神紧张,突然发现枕后出现了一块钱币大小圆形脱发区。患者没有任何瘙痒和疼痛,也未重视,直到脱发区域面积变大,出现了头皮广泛、多处毛发脱落。患者开始求助于各大医院,从中医调理到口服复方甘草酸苷和活力苏口服液再到外用激素药膏,尝试了很多治疗方法,但都没有明显疗效,因此也未能坚持治疗。患者既往除有过敏性鼻炎病史外,健康状况良好,自从脱发以后睡眠质量差。

患者存在问题:重度斑秃,对治疗依从性差。

治疗方案:系统用药结合物理治疗(复方侧柏酊外用＋滚针治疗),加强心理疏导,给予饮食指导。

治疗 3 个月后毛发几乎全部再生,治疗 6 个月后痊愈。

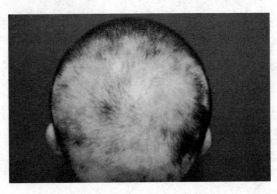

治疗前

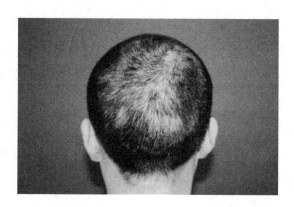

治疗 3 个月后

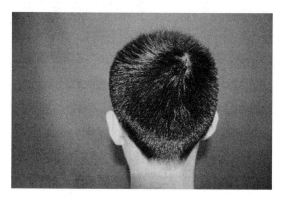

治疗 6 个月后

病例 2　患者为 8 岁女童,无明显诱因下整个头皮毛发全部脱落,半年内逐渐加重并累及双侧眉毛。家长诉患儿平日挑食,只吃肉,从不吃蔬菜。上学以后每天作业多,晚上睡觉时间都在十点以后。检查微量元素发现患儿存在铁、锌缺乏等情况。

患者存在问题:饮食结构不合理,熬夜、睡眠不足。

治疗方案:头皮外用强效激素制剂(卤米松),眉毛处外用丁

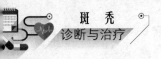

酸氢化可的松乳膏,口服补充微量元素(二价铁糖浆、葡萄糖酸锌颗粒)。给予饮食指导,调整饮食结构,多吃牛肉、蔬菜、粗粮。

治疗1个月后眉毛出现生长,治疗6个月后头皮毛发逐渐恢复。

女童治疗前后对比的图片出于隐私保护要求不在此分享了。但这一案例其实是临床中非常常见的。随着一系列"减负"政策的出台,相信对于缓解儿童、青少年心理压力,减少斑秃的发病有很大帮助。

(作者:周　静)

健康中国·家有名医丛书
总书目

第一辑

1. 下肢血管病诊断与治疗
2. 甲状腺疾病诊断与治疗
3. 中风诊断与治疗
4. 肺炎诊断与治疗
5. 名医指导高血压治疗用药
6. 慢性支气管炎诊断与治疗
7. 痛风诊断与治疗
8. 肾衰竭尿毒症诊断与治疗
9. 甲状腺功能亢进诊断与治疗
10. 名医指导合理用药
11. 肾脏疾病诊断与治疗
12. 前列腺疾病诊断与治疗
13. 脂肪肝诊断与治疗
14. 糖尿病并发症诊断与治疗
15. 肿瘤化疗
16. 心脏疾病诊断与治疗
17. 血脂异常诊断与治疗
18. 名医教你看化验报告
19. 肥胖症诊断与治疗
20. 冠心病诊断与治疗
21. 糖尿病诊断与治疗

第二辑

1. 尿石症诊断与治疗
2. 子宫疾病诊断与治疗
3. 支气管哮喘诊断与治疗
4. 胃病诊断与治疗
5. 盆底疾病诊断与治疗
6. 胰腺疾病诊断与治疗
7. 抑郁症诊断与治疗
8. 绝经期疾病诊断与治疗
9. 银屑病诊断与治疗
10. 特应性皮炎诊断和治疗
11. 乙型肝炎、丙型肝炎诊断与治疗
12. 泌尿生殖系统感染性疾病诊断与治疗